# Modelos de actuación ante múltiples víctimas

Ana María Rivas Hidalgo

**ic** editorial

**Modelos de actuación ante múltiples víctimas**
© Ana María Rivas Hidalgo

1ª Edición

© IC Editorial, 2025

Editado por: IC Editorial
c/ Cueva de Viera, 2, Local 3
Centro Negocios CADI
29200 Antequera (Málaga)
Teléfono: 952 70 60 04
Fax: 952 84 55 03
Correo electrónico: iceditorial@iceditorial.com
Internet: www.iceditorial.com

ISBN: 978-84-1184-753-7
Depósito Legal: MA 600-2025

Impresión: PODiPrint
Impreso en Andalucía – España

Nota de la editorial: IC Editorial pertenece a Innovación y Cualificación S. L.

# Presentación del manual

El **Certificado de Profesionalidad** es el instrumento de acreditación, en el ámbito de la Administración laboral, de las cualificaciones profesionales del Catálogo Nacional de Cualificaciones Profesionales adquiridas a través de procesos formativos o del proceso de reconocimiento de la experiencia laboral y de vías no formales de formación.

El elemento mínimo acreditable es la **Unidad de Competencia.** La suma de las acreditaciones de las unidades de competencia conforma la acreditación de la competencia general.

Una **Unidad de Competencia** se define como una agrupación de tareas productivas específica que realiza el profesional. Las diferentes unidades de competencia de un certificado de profesionalidad conforman la **Competencia General,** definiendo el conjunto de conocimientos y capacidades que permiten el ejercicio de una actividad profesional determinada.

Cada **Unidad de Competencia** lleva asociado un **Módulo Formativo,** donde se describe la formación necesaria para adquirir esa **Unidad de Competencia,** pudiendo dividirse en **Unidades Formativas.**

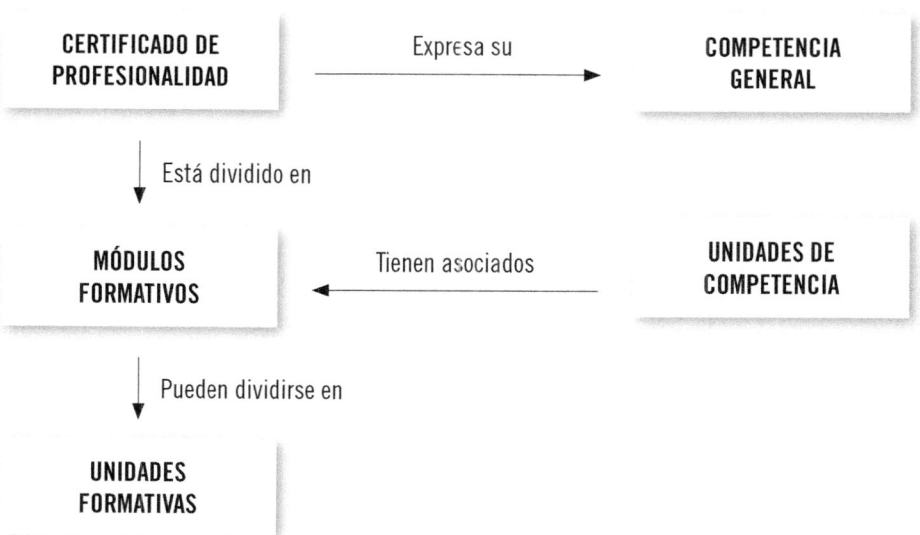

El presente manual desarrolla la Unidad Formativa **UF0674: Modelos de actuación ante múltiples víctimas,**

perteneciente al Módulo Formativo **MF0360_2: Logística sanitaria en situaciones de atención a múltiples víctimas y catástrofes,**

asociado a la unidad de competencia **UC0360_2: Colaborar en la organización y el desarrollo de la logística sanitaria en escenarios con múltiples víctimas y catástrofes, asegurando el abastecimiento y la gestión de recursos y apoyando las labores de coordinación en situaciones de crisis,**

del Certificado de Profesionalidad **Atención sanitaria a múltiples víctimas y catástrofes.**

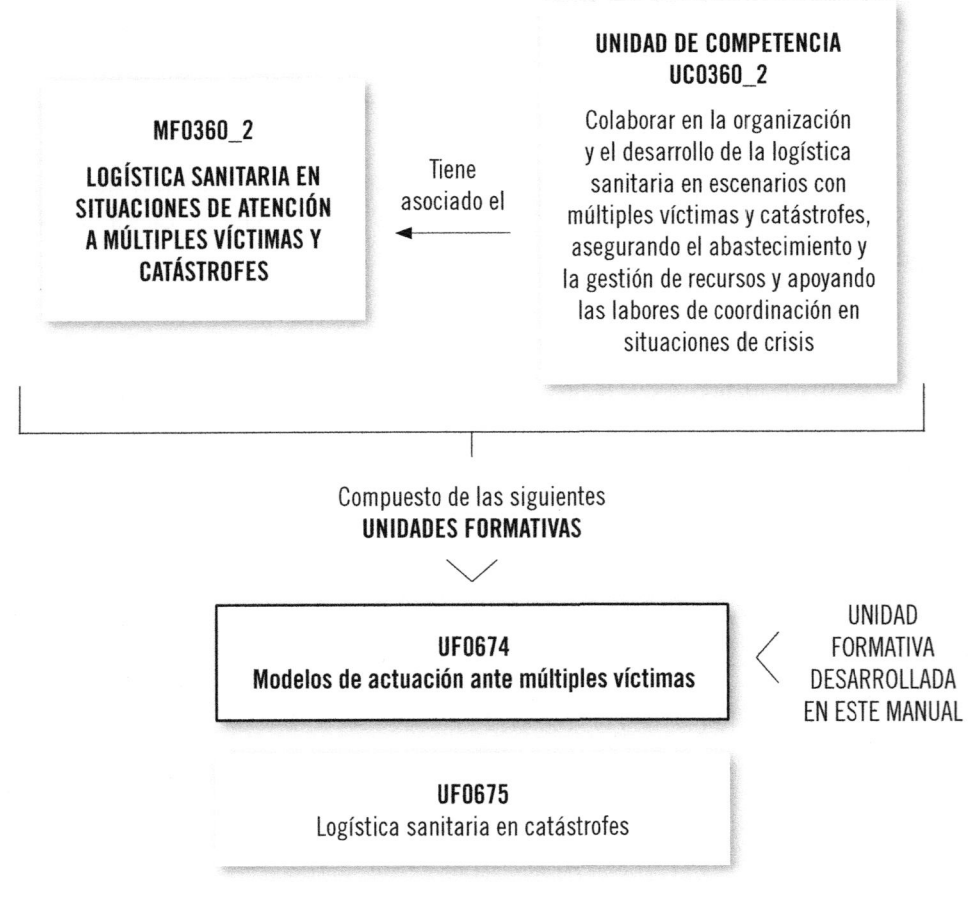

## FICHA DE CERTIFICADO DE PROFESIONALIDAD

### (SANT0108) ATENCIÓN SANITARIA A MÚLTIPLES VÍCTIMAS Y CATÁSTROFES (R. D. 710/2011, de 20 de mayo)

**COMPETENCIA GENERAL:** Colaborar en la preparación y la ejecución de planes de emergencia y de dispositivos de riesgos previsibles, así como en la organización y el desarrollo de la logística sanitaria ante una emergencia colectiva o catástrofe, prestando la atención inicial a múltiples víctimas y aplicando técnicas de apoyo psicológico en situaciones de crisis.

| Cualificación profesional de referencia | Unidades de competencia | | Ocupaciones o puestos de trabajo relacionados: |
|---|---|---|---|
| SAN122_2: ATENCIÓN SANITARIA A MÚLTIPLES VÍCTIMAS Y CATÁSTROFES (R. D. 1087/2005 de 16 de septiembre) | UC0360_2 | Colaborar en la organización y el desarrollo de la logística sanitaria en escenarios con múltiples víctimas y catástrofes, asegurando el abastecimiento y la gestión de recursos y apoyando las labores de coordinación en situaciones de crisis | • Ayudante de emergencias sanitarias • Ayudante en transporte sanitario urgente con equipos de soporte vital básico y/o de equipos de soporte vital avanzado • Ayudante de unidades de asistencia sanitaria al desastre o de unidades de logística sanitaria en catástrofes • Ayudante en salvamento y rescate • Ayudante en cooperación internacional |
| | UC0361_2 | Prestar atención sanitaria inicial a múltiples víctimas | |
| | UC0362_2 | Colaborar en la preparación y en la ejecución de planes de emergencias y de dispositivos de riesgo previsible | |
| | UC0072_2 | Aplicar técnicas de apoyo psicológico y social en situaciones de crisis | |

### Correspondencia con el Catálogo Modular de Formación Profesional

| Módulos certificado | Unidades formativas | Horas |
|---|---|---|
| **MF0360_2: Logística sanitaria en situaciones de atención a múltiples víctimas y catástrofes** | UF0674: Modelos de actuación ante múltiples víctimas | 40 |
| | UF0675: Logística sanitaria en catástrofes | 60 |
| MF0361_2: Atención sanitaria inicial a múltiples víctimas | UF0676: Organización sanitaria inicial para la asistencia sanitaria a emergencias colectivas | 30 |
| | UF0677: Soporte vital básico | 60 |
| | UF0678: Apoyo al soporte vital avanzado | 50 |
| MF0362_2: Emergencias sanitarias y dispositivos de riesgo previsible | | 60 |
| MF0072_2: Técnicas de apoyo psicológico y social en situaciones de crisis | | 40 |
| MP0139: Prácticas profesionales no laborales | | 120 |

# Índice

Capítulo 1

# Delimitación de catástrofe

# Contenido

## 1. Introducción

Cuando se habla de catástrofe debe tenerse en cuenta que ninguna suele ser previsible, y que, aun cuando se haya realizado un plan de actuación, si se produce es complicado combatirla. Además, todas las catástrofes son distintas entre sí, de manera que aunque una población haya pasado por un suceso de este tipo, si se repitiese no produciría los mismos efectos, requiriendo de una actuación específica.

Así, los profesionales, tanto de la salud como del resto de equipos involucrados en la asistencia en catástrofes, deben estar bien cualificados y con conocimientos actualizados en cuanto a los planes que se deben llevar a cabo en todos los eventos que supongan la catástrofe.

Se puede afirmar, según estudios que lo avalan, que las catástrofes tendrán un gran impacto a nivel social, económico, psicológico y en el campo de la salud pública para la población que las sufra, que variará dependiendo del grado de afectación en estos campos, de la gestión que las administraciones hagan, así como de la forma en que se maneje la situación de crisis.

## 2. Objetivos

El diccionario de la Real Academia Española de la lengua define el término **catástrofe** de la siguiente manera: "Suceso infausto que altera gravemente el orden regular de las cosas".

La OMS (Organización Mundial de la Salud), por su parte, define catástrofe como: "Situación imprevista que representa serias e inmediatas amenazas para la salud pública".

## Nota

La OMS es la autoridad directiva y coordinadora de la acción sanitaria en el sistema de las Naciones Unidas.

También es interesante conocer la definición específica que hace el Comité de Expertos de la ONU, señalando que es: "Una situación de gran magnitud, con enormes pérdidas en vidas y bienes materiales".

En el momento de prestar atención en una situación de catástrofe, el objetivo primordial será el restablecimiento de la normalidad en todos los niveles. Es importante que esto se lleve a cabo en un periodo de tiempo breve, para que así el daño que hayan sufrido las víctimas o el que estén por sufrir sea el menor posible.

Para conseguir este objetivo principal, se determinan una serie de objetivos secundarios, que de manera ordenada harán posible este restablecimiento de la normalidad:

- Delimitación y valoración de la dimensión de la catástrofe.
- Protección de los equipos intervinientes.
- Implantación del orden.
- Comunicación interna y externa
- Rescate y atención de las víctimas.
- Gestión de la información.
- Gestión del transporte.
- Gestión de equipos, materiales y personal humano.

Todos estos objetivos secundarios se engloban en las denominada "fases de resolución", que también se estudiarán detalladamente. Dentro de las fases de resolución se observa que gran parte de ellas coinciden con un objetivo secundario.

Las variables importantes a tener en cuenta de cara a la consecución de los objetivos son las siguientes:

- Número de víctimas mortales.
- Número de víctimas heridas.
- Afectación de infraestructuras.
- Afectación de los medios de producción (fábricas, industrias, etc.).
- Afectación de las vías de comun cación (carreteras, aeropuertos, etc.).
- Sobrecarga de trabajo de los sistemas de emergencias.

# 3. Clasificaciones

Existen diversas clasificaciones de catástrofes y desastres. Algunas hacen referencia a la velocidad con la que se inician, otras al origen que las causa y otras las diferencia por el grado de gravedad que provocan.

En el presente capítulo, se seguirá la clasificación según si su origen es natural o humano.

## 3.1. Desastres naturales

Están provocados por fenómenos de la naturaleza, con grandes consecuencias para los habitantes de las zonas donde se produce el hecho, tanto a nivel material como en cuanto al número de víctimas mortales.

 Sabía que...

Se calcula que el porcentaje de la población mundial que habita en zonas que han sido víctimas de desastres naturales es del 75 %.

Dentro de los desastres naturales se pueden distinguir los siguientes.

## Terremotos

La corteza terrestre está formada por las llamadas placas tectónicas, que de forma constante se mueven de forma lenta y sin que se perciba en la superficie terrestre. Pero cuando se produce un movimiento brusco de estas placas se produce una liberación de energía descomunal, que provoca el conocido temblor en la superficie terrestre.

Un ejemplo de este tipo de desastre natural fue el terremoto de Haití. El 12 de enero de 2010 se registró un seísmo con epicentro a 15 km de la capital, Puerto Príncipe, con una magnitud de 7,0 grados en la escala Richter. En el mismo fallecieron 316.000 personas, 350.000 más quedaron heridas y más de 1,5 millones de personas perdieron su hogar. Se considera la catástrofe más grave de los últimos siglos, solo superada por el terremoto de China en el año 1550, en el que se estima que murieron más de 850.000 personas.

 **Actividades**

1. Realizar una búsqueda de información y determinar los efectos que produjo el terremoto que sufrió la localidad de Lorca en 2011.
2. Investigar si se han producido otros terremotos similares en España. Realizar una comparativa de los efectos de cada uno.

## Tsunamis

Están causados por la acción de un terremoto en el fondo marino, haciendo que se libere una gran energía a la superficie, movilizándose así gran cantidad de agua con mucha violencia. Solo se producen en casos de gran magnitud.

**Gráfico sobre la formación de un Tsunami**

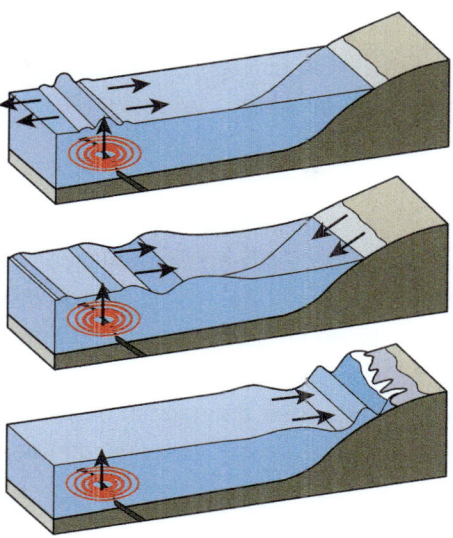

Un ejemplo de tsunami fue el ocurrido en el Océano Índico en 2004. El número de víctimas fue de aproximadamente 230.000 personas, y se considera el más devastador de la historia, con una magnitud de entre 9,1 a 9,3 grados. Se produjeron olas de hasta 30 metros que se introdujeron a 6 km de la costa.

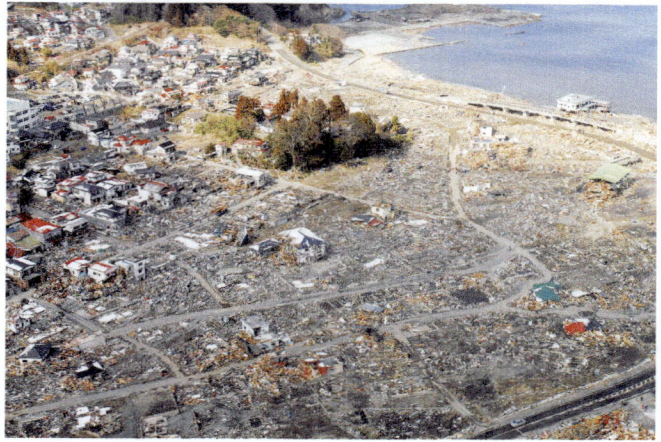

*Efectos devastadores de un tsumani*

### Erupciones volcánicas

Una erupción volcánica es la emisión de forma violenta de magma, lava y gases a través de la boca de un volcán desde su interior. Puede ser explosiva o efusiva.

Son numerosos los volcanes que se mantienen activos en todo el planeta, con periodos de inactividad y periodos de erupción, que, en mayor o menor medida, afectan a sus entornos. En el año 2021, el volcán de Cumbre Vieja, en la Palma (Islas Canarias), se mantuvo en erupción durante 85 días, provocando numerosos daños materiales, además de forzar el desplazamiento definitivo de decenas de vecinos de la zona. La expulsión de material provocó a su vez la formación de una fajana, nuevo terreno en la costa, hasta donde llegó y solidificó la lava.

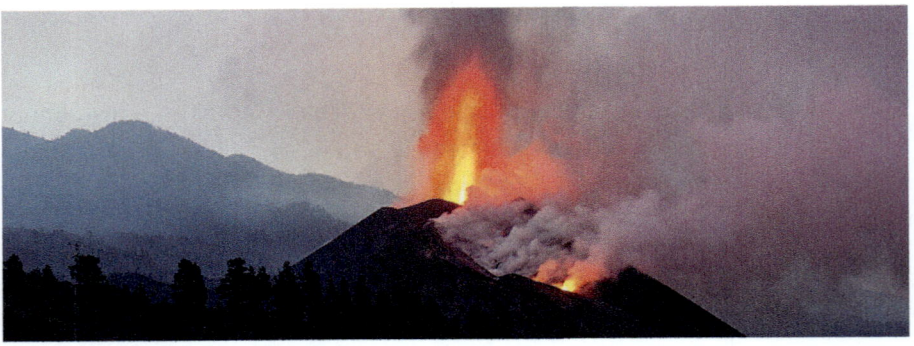

*Volcán de la Palma*

### Tornados

Los tornados se caracterizan por vientos violentos que giran desde una masa nubosa en forma de embudo. Se hace visible por la presencia de polvo que lo acompaña, aunque el hecho de que pueda no ser visible no le resta capacidad de destrucción. Se originan en las paredes de un huracán.

Uno de los tornados que ha pasado a la historia por su efecto devastador fue el Triestatal, en 1925, que recibe su nombre por haber actuado en EE.UU. en los estados de Illinois, Indiana y Misuri. Acabó con la vida de unas 700 personas y borró pueblos del mapa, como el caso de Gorham.

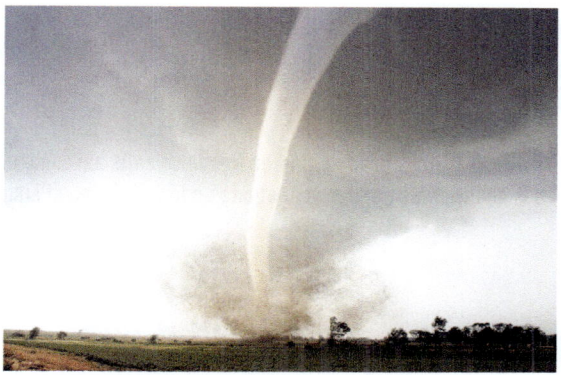

*Tornado*

## Ciclones tropicales

Se denominan así a los fenómenos originados en zonas de aguas cálidas y templadas, en las que se produce una circulación cerrada alrededor de un punto de baja presión atmosférica. Esto da lugar a nubes tempestuosas, vientos fuertes y lluvias torrenciales.

Dependiendo de la velocidad que alcancen estos vientos, se clasifican en depresión tropical, tormenta tropical o huracán, en el que se superan los 118 km/h. El huracán recibe además otros nombres, como por ejemplo tifón, dependiendo de la zona geográfica.

El huracán más dañino de la historia fue el Katrina (2005), que asoló la costa este de Estados Unidos, dejando severas inundaciones y casi dos mil muertos. La ciudad de Nueva Orleans fue una de las más afectadas.

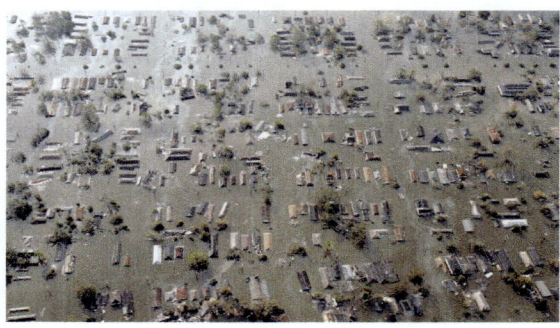

*Efectos del huracán Katrina*

## Sabía que...

Tras el paso del Katrina, el 80 % de la ciudad de Nueva Orleans así como grandes superficies de poblaciones colindantes quedaron anegadas por un fallo en el sistema de diques.

## Inundaciones

Se producen cuando una gran cantidad de agua, bien de forma súbita o lenta, ocupa el espacio en el que no suele estar de forma habitual, dando lugar en poco tiempo a víctimas mortales así como a grandes pérdidas materiales (viviendas, cosechas, etc.). Puede deberse a subidas del nivel del mar, avalanchas, desbordamientos de ríos o lluvias torrenciales continuadas.

España es un país que por su climatología y orografía está acostumbrado a las inundaciones y sus graves efectos. Buen ejemplo fue la inundación del camping de Biescas (Huesca), que se produjo el 7 de agosto de 1996, como consecuencia de una riada, siendo una de las más devastadoras inundaciones de la historia de España, arrasando el camping Las Nieves. En la tragedia murieron 87 personas y 183 resultaron heridas.

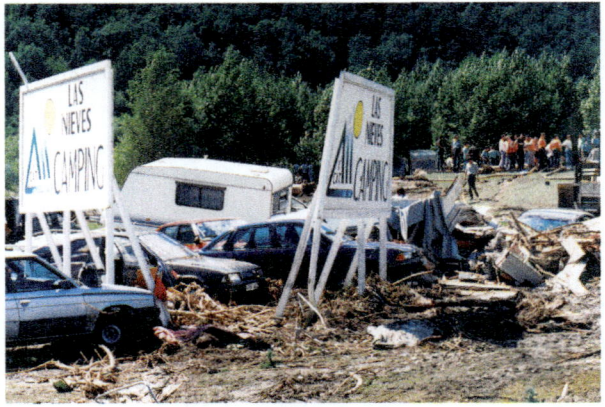

*Inundación del camping de Biescas*

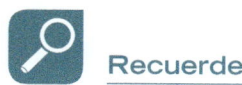

## Recuerde

El tipo de catástrofe natural que más número de fallecidos y desaparecidos deja son las inundaciones. Existen estimaciones en las que se asegura que el número de fallecidos en el siglo XX por esta causa es superior a 3 millones de personas, constituyendo la mitad de fallecidos por todas las catástrofes naturales en esta época.

### Gota fría

Para que se produzca la gota fría deben coincidir tres fenómenos atmosféricos: aire frío en zonas altas, atmósfera inestable a nivel de la superficie terrestre y que la temperatura del agua sea elevada.

Da lugar a chubascos y tormentas violentas, aunque cortas, de una temperatura muy baja y con abundante carga eléctrica. Es muy frecuente en la zona mediterránea, donde el mar alcanza grandes temperaturas.

### Movimientos de tierra y aludes

Los movimientos de tierra son desplazamientos de materiales en laderas de elevaciones, que normalmente arrastran rocas de mayor o menor tamaño, pudiendo ocasionar desprendimientos. Se originan de forma natural una vez se mueve el terreno sobre el que descansan por efectos físicos de la erosión. Los aludes o avalanchas son un proceso similar, pero en ellos el material que se desprende es nieve en grandes cantidades.

### Granizo

Es la precipitación de hielo que puede variar entre unos milímetros y dos o más centímetros. Su mayor daño lo causan sobre las explotaciones agrícolas y de manera puntual sobre el tráfico y las comunicaciones terrestres.

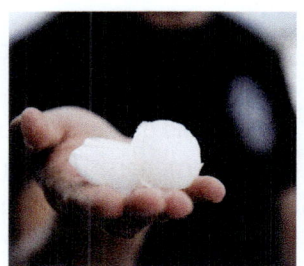

*Bolas de granizo*

**Sequía**

Es la reducción temporal pero prolongada de los niveles de agua y humedad, por debajo de la cantidad habitual necesaria para una zona determinada.

Puede producirse por causas meteorológicas (falta o escasez de lluvias) o la llamada sequía hidrológica (imposibilidad de encontrar agua en un terreno concreto).

 **Actividades**

3. Realizar una búsqueda de información y determinar el impacto que tuvo el granizo y la sequía el año pasado en su provincia.

**Desastres biológicos**

Están provocados por epidemias, pandemias y plagas de insectos (como langostas). Se catalogan como desastres o catástrofes por la cantidad de víctimas mortales y daños, tanto económicos como sociales, que van a traer consigo. Entre ellos destaca el VIH, y más recientemente, en el año 2020, la pandemia producida por la irrupción del virus SARS-Cov2, que afectó a todo el mundo y se cobró millones de víctimas mortales, así como una importante repercusión económica debido a la paralización de muchos sectores de la población.

## 3.2. Desastres originados por el hombre

Además de los desastres causados por fenómenos naturales, también pueden determinarse desastres cuyo origen se debe a la mano del hombre. Entre estos destacan los siguientes:

## Catástrofes industriales o tecnológicas

Entre este tipo de catástrofes destacan los accidentes industriales, derrames de productos nocivos a gran escala, contaminación, explosiones, incendios o terrorismo.

Un ejemplo de este tipo de catástrofe fue el desastre del Prestige. Este se produjo cuando un buque petrolero monocasco resultó accidentado el 13 de noviembre de 2002, mientras transitaba cargado con 77.000 toneladas de petróleo frente a la Costa de la Muerte, en el noroeste de España. La marea negra provocada por el vertido causó una de las catástrofes medioambientales más grandes de la historia de la navegación, en una zona comprendida desde el norte de Portugal hasta las Landas de Francia.

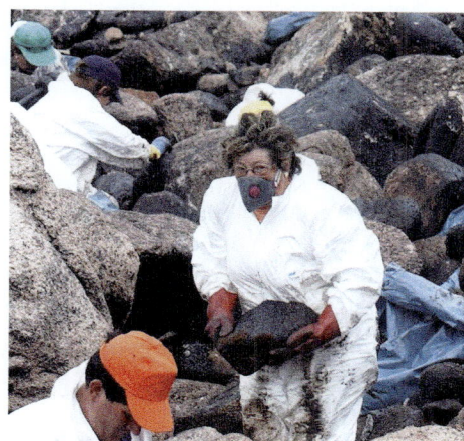

*Trabajos de recuperación de la costa tras el desastre del Prestige*

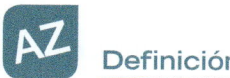 Definición

### Marea negra

La masa oleosa que se crea cuando se produce un derrame de hidrocarburos en el medio marino. Es una de las formas de contaminación más graves, pues invade el hábitat de numerosas especies marinas y su dispersión alcanza igualmente costas y playas.

### Transporte

Se incluyen accidentes de coche, autobús, avión, ferrocarril y todo tipo de vehículos, ya que a gran escala pueden provocar una situación de caos y crisis con múltiples víctimas y repercusión en la zona que afecta.

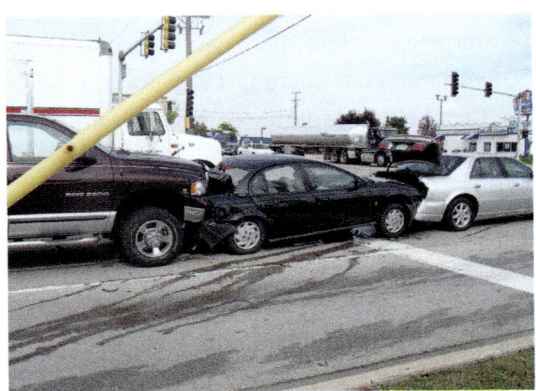

*Accidente de tráfico*

### Deforestación

Es la destrucción a gran escala de bosques y zonas selváticas de la mano del hombre. Da lugar a un cambio en el proceso de filtración acuosa a depósitos subterráneos, con la consiguiente sequía y problemas derivados para la sociedad.

### Emergencias complejas

Como pueden ser guerras y otros conflictos bélicos. Se clasifican dentro de las catástrofes por varias razones: la cantidad de muertes que producen, los problemas de salud a los que dan lugar, como epidemias, despotabilización de las aguas, hambrunas, desplazamiento de personas y refugiados. Además, para las Administraciones suponen un elevado gasto económico y una consiguiente reducción de la generación de riqueza que tendrá un país, debido a la paralización de la actividad normal por parte de las personas que tomen o no parte en el conflicto.

## 4. Fases de resolución

Una vez se ha producido la catástrofe se debe seguir una serie de pasos para evitar perder el control sobre todas las variables que puedan aparecer derivadas de ella.

Estas fases se pueden dividir en doce pasos, los cuales serán imprescindibles para aproximarse lo más posible a a resolución de la catástrofe.

1. **Recopilar la información.** El primer equipo en acudir al lugar de los hechos será el encargado de ponerse en contacto con el Centro Coordinador de Urgencias y Emergencias para que este valore cuáles son las necesidades derivadas del siniestro, tanto humanas como físicas.
2. **Organizar un puesto de mando.** Será primordial para que el resto de objetivos a desempeñar tengan una secuencia lógica y no se solapen actuaciones relacionadas con el cesastre.
3. **Organizar un puesto de comunicaciones.** Serán vitales para que el Centro Coordinador pueda estimar las necesidades y la situación tal y como se vayan conociendo el número de víctimas, afectados y destrozos causados.
4. **Delimitar el área.** En un primer contacto con el área de una catástrofe, se puede encontrar que tanto víctimas mortales como heridos comparten la zona, de manera que se deberá delimitar el lugar para evitar que se extienda el peligro.
5. **Asegurar el área.** Dentro de este objetivo, lo primordial será conseguir que la zona a la que tiene que acceder el personal de rescate destinado al suceso sea completamente segura para ellos, así como a su vez evitar que heridos o testigos de la catástrofe se vean afectados por males mayores de los que hayan recibido. En resumen, se trata de evitar peligros a todos aquellos que por una razón u otra se encuentren en el lugar de los hechos. Se recomienda que en caso de que la seguridad del equipo esté en duda una vez llegados al lugar de la catástrofe, no se actúe hasta que otro equipo de especialistas haga posible el acceso.
6. **Dividir el área.** Se realiza según sea la magnitud del impacto que haya recibido cada área tras la catástrofe, ya que existirán zonas en las que sea muy arriesgado adentrarse y otras donde casi no se hayan producido destrozos. Se van a diferenciar una serie de zonas dependiendo de la proximidad con el área de la catástrofe. Estas áreas son:

- **Área de impacto.** Es la zona donde se ha producido el mayor daño y donde se encontrarán un gran número de víctimas y peligros.
- **Área de socorro.** A ella acudirán personas que han podido salir de la zona de impacto, así como víctimas de menor calibre. Los daños materiales serán menores que en la zona anterior.
- **Área de filtro.** No tiene por qué haber daños materiales ni humanos, debido a la considerable distancia que la separa con la zona de impacto. En esta zona se deberá colocar el área de base.

7. **Organizar el rescate de las víctimas.** Lo principal en esta parte es evacuar, en las condiciones más seguras posibles, al mayor número de víctimas. El lugar al que serán evacuadas deberá ser cercano para clasificarlas según su gravedad y dar una asistencia lo más precoz posible.

8. **Clasificación o triaje y primeros auxilios.** Como se explicaba en el punto anterior, una vez se hayan rescatado a las víctimas accesibles, se valorará el estado de las mismas, según el sistema de clasificación del triaje, que asigna un color para cada paciente dependiendo de la gravedad de sus lesiones, así como de las posibilidades de supervivencia si se le aplica tratamiento.

### ETIQUETAS DEL TRIAJE POR COLORES SEGÚN GRAVEDAD

| | |
|---|---|
| Verde | Camina por su propio pie, no tiene lesiones de gravedad |
| Amarillo | Puede esperar, hay que atenderlo pero no es urgente |
| Rojo | La asistencia debe ser inmediata para la supervivencia del paciente |
| Negro | Posibilidades de recuperación y supervivencia nulas (amputaciones con hemorragias incontrolables) |

9. **Organizar un área de base.** En esta área se establecerán los medios de asistencia avanzada una vez se haya realizado el triaje y los primeros auxilios. Suele constar de hospitales de campaña así como una morgue para las víctimas mortales. Se incluirá un Puesto de Mando Avanzado y el puesto de comunicaciones, a través del cual se llevará a cabo la coordinación de los distintos equipos que estén actuando en el suceso.

Próxima a esta zona se debe encontrar el sitio donde las ambulancias recogerán a los heridos que haya que trasladar.

**Organización de un área de base**

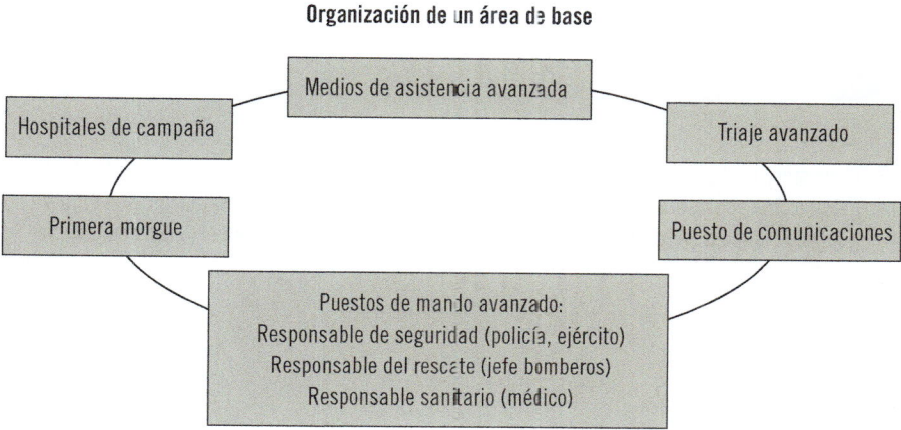

10. **Organizar un área de transporte.** Debe estar organizada de tal forma que los equipos que entren y salgan de la zona de la catástrofe no se distancien entre sí, para que haya una correcta comunicación con el exterior del área afectada.

11. **Documentar el traslado de las víctimas.** Es muy importante llevar a cabo un registro con los pacientes que son trasladados y dónde se han llevado, así como los fallecidos que sean desalojados o que permanezcan en el lugar. Esto contribuirá a disminuir el número de personas (familiares, amigos, etc.) que acudan al lugar de la catástrofe, reduciéndose asimismo el riesgo derivado de esto. En muchos casos, las víctimas no tienen consigo ningún documento que las identifique, de manera que se tomarán datos sobre la edad aproximada (niño, joven, adulto o anciano), el sexo, la apariencia o la ropa que lleven.

12. **Habilitar un área de descanso para el personal.** Para que la asistencia que presta el personal destinado en el lugar sea lo mejor posible, hay que tener en cuenta que no se les puede sobrecargar y que es indispensable que cuenten con un lugar relativamente alejado de la zona de asistencia en el que puedan descansar, asearse y desconectar de la situación. Si se prevé que el problema va a alargarse en el tiempo hasta su resolución,

será necesario que el personal se releve con mayor frecuencia, para no dar lugar a sobrecargas tanto físicas como psíquicas.

## Recuerde

El primero en utilizar el término triaje fue el barón Dominique-Jean Larrey (1766-1842), médico cirujano militar, jefe de los servicios sanitarios del ejército de Napoleón, que empezó a usarlo como un sistema de clasificación para tratar a los heridos en el campo de batalla.

## Actividades

4. Señalar quién o quiénes cree que serán los primeros en prestar ayuda en caso de una catástrofe antes incluso de que aparezcan los equipos sanitarios y de salvamento. Comentar también si cree que la ayuda que se proporcionará en ese caso será eficaz. Razonar la respuesta.
5. Investigar qué profesionales tomarán parte en las labores de rescate de las víctimas y cuáles cree que lo harán en el proceso de clasificación y triaje.

## Aplicación práctica

**Tiene que prestar asistencia en el lugar donde se ha producido un terremoto. Se trata de un pueblo de 5.000 habitantes, aproximadamente. Los mayores daños se han producido por derrumbes de edificios en el centro del pueblo. Esta localidad está bordeada al norte por una pequeña cordillera, en la que hay carreteras que se han visto parcialmente afectadas con fisuras en el asfalto. Al sur conecta con una autovía. Al este hay un río con un puente que se ha derrumbado, y que conducía a una ciudad cercana más grande y donde hay un hospital. Al oeste hay varios caminos agrícolas sin asfaltar.**

Continúa en página siguiente >>

&lt;&lt; Viene de página anterior

**Se tiene que organizar el área de transporte, y usted ha sido requerido para valorar cuál es la mejor opción para la evacuación de víctimas y entrada de dispositivos nuevos ¿Cómo lo organizaría?**

**SOLUCIÓN**

Como es obvio, hay que buscar la forma más segura, pero a la vez más rápida, para dar salida a los vehículos que tengan que transportar a las personas, ya sean heridos o personal de asistencia. No se ubicará cerca del centro de la ciudad, ya que es la zona más afectada según la información de que se dispone, y se hará desde un área de filtro, en la que no se hayan producido destrozos que puedan ser peligrosos. Según se sabe, al norte del pueblo se han producido daños en las carreteras, que harán imposible la salida. En la zona que colinda con el río se ha perdido la comunicación directa con un punto de referencia cercano, que además dispone de hospital, pero no se puede pretender dar prioridad a que se arregle el puente que se ha destruido, ya que se cuenta con otras dos salidas-entradas que pueden ser útiles. Los caminos agrícolas pueden ser útiles para descongestionar la zona de carga de pacientes, siendo indicado su uso cuando e vehículo vuelva vacío sin personal o sin víctimas, y puede ser usado como extensión para que esperen los vehículos. Pero, claramente la vía que más interesa es la autovía.

---

## 5. Efectos sociales, económicos y políticos de las catástrofes en una sociedad

Como se ha comentado, un mismo fenómeno nunca tiene unas consecuencias idénticas sobre el lugar y las personas a las que afecta, reflejándose su impacto sobre la sociedad en forma de importantes efectos a nivel social, económico y político.

En un primer momento, los efectos sociales percibidos sobre la población que sufre la catástrofe serán a nivel de salud, tanto sobre las propias víctimas como sobre testigos y otros miembros de la comunidad que reciben los efectos del desastre. Estos daños pueden dejar tanto secuelas físicas como psíquicas.

Se han identificado una serie de etapas comportamentales respecto al impacto a nivel psicológico en las víctimas:

- **Estado de *shock*.** En un primer momento los afectados no son capaces de identificar lo que ha pasado y no tienen capacidad de reacción ni de ayudar y participar en labores básicas de apoyo a otras víctimas.
- **Estado de sugestionabilidad.** Una vez superado el estado de *shock,* las víctimas se vuelven sugestionables y muestran una gran solidaridad hacia otras víctimas, restando importancia a sus propias pérdidas.
- **Estado de euforia.** Cuando los supervivientes son conscientes del logro que supone haber superado la catástrofe desarrollan una sensación desmesurada de optimismo, euforia y felicidad.
- **Estado de frustración.** Una vez pasado el tiempo, se produce un análisis de lo sucedido, lo cual hace que la víctima lo asuma realmente y se dé cuenta de las verdaderas repercusiones que ha tenido sobre su vida cotidiana.

 **Nota**

Una vez se ha establecido la fase de frustración, pueden aparecer miedos o fobias relacionados con la catástrofe, así como ansiedad, depresión, insomnio o trastornos de la adaptación.

A nivel físico, las lesiones se pueden dividir en:

- **Lesionados menores.** Aunque sus lesiones no comprometan la vida, necesitarán atención durante un largo periodo, de manera que sus vidas cotidianas se verán afectadas.
- **Déficit físico o intelectual.** Las relaciones a nivel personal y laboral se verán comprometidas, de manera que se producirá un cambio importante en sus vidas anteriores; además, en estos casos el proceso de curación y rehabilitación puede ser largo y costoso, tanto para la víctima como para la familia y allegados.
- **Fallecidos.** El número de víctimas mortales tendrá gran influencia tanto en aspectos sociodemográficos como en políticos. Además, el hecho de haber presenciado muertes y cadáveres por el resto de la población desencadenará en graves problemas psicológicos.

Según la catástrofe que haya acontecido, el número de víctimas, el tipo de lesiones, la forma en que la región se encontraba anteriormente, etc., se producirá un efecto variable en la comunidad. No obstante, todos estos cambios se verán reflejados en la sociedad, teniendo como prioridad la adopción de medidas preventivas ante una nueva catástrofe.

Cuando se trata de conflictos bélicos o terroristas se produce un rechazo social hacia el colectivo que inició el desastre, dando lugar a problemas de convivencia, episodios de xenofobia, violencia social, etc.

Se verán afectados asimismo los objetivos vitales que las personas hubieran tenido hasta el momento previo de suceder el desastre.

En cuanto a las pérdidas económicas, la catástrofe afectará al producto interior bruto de la zona perjudicada, siendo mayor la pérdida cuanto más pobre es el país. En países en vías de desarrollo cuando sucede una catástrofe se observa una recuperación lenta y casi imposible; mientras que en zonas desarrolladas esta recuperación suele ser rápida y con menores consecuencias para la comunidad afectada.

A nivel personal, se pierden las posesiones materiales de los ciudadanos, como sus casas, sus vehículos, terrenos de cultivo y lugares de trabajo. Además, se pueden perder otros recursos económicos como petróleo, madera, cultivos, animales e industrias.

Políticamente, durante décadas tras una catástrofe se producían importantes cambios, normalmente negativos para la sociedad. En muchos casos, tras suceder una catástrofe o una guerra, la propia sociedad va a desarrollar formas de apoyo al margen de la administración y el gobierno, ya que los ciudadanos no se sienten identificados con las medidas tomadas por estos, o bien piensan que no están llegando a cubrir las necesidades que han quedado descubiertas tras el desastre. Estos colectivos normalmente se basan en el reparto justo de víveres y material básico, apoyo mutuo entre víctimas supervivientes y denuncia política. Existen casos en los que el suceso ha procurado a la sociedad un punto de inflexión para el restablecimiento de las relaciones diplomáticas y la solidaridad. Sin embargo, también en otros casos la tragedia da lugar a actuaciones corruptas, favoritismos, exclusión de ciertos grupos sociales por parte de las administraciones en la prestación de servicios que posibiliten la rehabilitación, etc., produciendo situaciones de tensión política e importantes conflictos entre los habitantes.

Para que se produzca una recuperación pacífica es muy importante la actuación justa, equitativa y honesta del gobierno en cuestión, así como la claridad con que las fuerzas armadas del país actúan a la hora de salvaguardar la paz y la armonía de la ciudadanía.

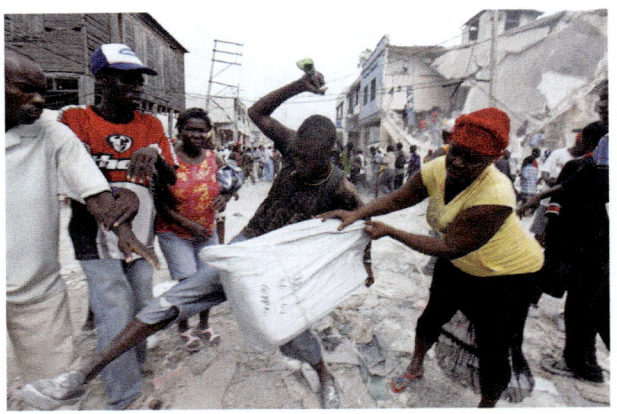

*Tras el terremoto de Haití en 2010 se produjeron importantes saqueos.*

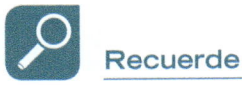 ## Recuerde

Grecia y Turquía durante años habían estado involucrados en batallas y disputas por la soberanía de Chipre, pero en 1999 una serie de terremotos devastadores hicieron "enterrar el hacha de guerra", y ambos países se prestaron ayuda humanitaria y militar para paliar los efectos que las catástrofes habían tenido. Fue un ejemplo de diplomacia por parte de los gobiernos, y humanidad por parte de los ciudadanos.

## 6. Efectos de las catástrofes sobre la salud pública

Dependiendo del contexto sociocultural, los efectos de las catástrofes sobre la salud pública serán muy diversos. Los de mayor impacto son:

- Se produce un exceso de mortalidad (morbilidad).
- Aumentan los índices de población afectada por enfermedades.
- Se modifica el patrón de enfermedades transmisibles.
- Aumentan o se modifican los riesgos medioambientales en esa comunidad (plagas, por ejemplo).
- El sistema sanitario se ve saturado, poniéndose a prueba tanto los recursos humanos como materiales. La prestación de servicios sanitarios habituales se verán paralizados por la necesidad de atender las consecuencias más graves del suceso.
- Se producirá escasez de alimentos y agua potable, con el consiguiente riesgo de producirse malnutriciones.
- Se producen efectos de larga duración sobre la salud mental y el comportamiento.
- Las posibilidades de desarrollo de la población se ven mermadas a medio y largo plazo, pudiendo esto ralentizar las labores de rehabilitación y reconstrucción.
- Se pueden producir movimientos migratorios hasta lugares que se verán saturados por la afluencia de víctimas, llevando consigo enfermedades derivadas del lugar de los hechos. Además, las personas desplazadas, por norma general, se encuentran en situaciones de hacinamiento, con condiciones insalubres.

A continuación, se exponen los efectos sobre la salud pública según sea el tipo de catástrofe:

**EFECTOS SOBRE LA SALUD PÚBLICA EN FUNCIÓN DEL TIPO DE CATÁSTROFE**

| Efectos | Terremoto | Huracán sin inundación | Inundación súbita | Inundación gradual | Deslizamiento de tierra | Volcán |
|---|---|---|---|---|---|---|
| Mortalidad | Alta | Baja | Alta | Baja | Alta | Alta |
| Lesiones muy graves | Alta | Moderada | Baja | Baja | Baja | Baja |
| Riesgo de enfermedades transmisibles | Existe un riesgo potencial tras todo desastre de gran magnitud | El riesgo potencial es ALTO si hay hacinamiento y deterioro de condiciones sanitarias (agua potable, eliminación de productos de excreción y cadáveres) | | | | |
| Daños a estructuras y programas sanitarios | Grave | Grave | Grave pero localizado | Grave | Grave | Grave |
| Daño a sistemas de abastecimiento de agua | Grave | Leve | Grave | Leve | Grave | Grave |
| Desplazamiento masivo de población | Raro (se da en zonas urbanas muy deterioradas) | | Frecuente (pero limitado) | | | |
| Escasez de alimentos | Raro (debido a problemas logísticos) | Frecuente | Frecuente | Raro | Raro | |

## 7. Resumen

Las catástrofes y desastres son situaciones que alteran el orden habitual de una comunidad dando lugar a graves consecuencias. El principal objetivo ante la aparición de un desastre es el restablecimiento de la normalidad en todos los niveles en el menor tiempo posible.

Las catástrofes se pueden dividir, según su origen, en naturales o producidas por la mano del hombre.

Una vez se ha producido la catástrofe, se deben seguir una serie de pasos, que van desde realizar una primera información, a la organización de un puesto de mando y de comunicaciones, delimitar, asegurar y dividir el área, organizar el rescate de la víctimas, llevar a cabo la clasificación o triaje y primeros auxilios, organizar un área de base y de transporte, documentar el traslado de las víctimas y habilitar un área de descanso para el personal.

Cada catástrofe afectará de forma distinta a la sociedad, la economía y la política de la zona afectada.

Se producen una serie de efectos sobre la salud pública, destacando el aumento de la mortalidad, el impacto sobre los servicios sanitarios y el medio ambiente, los efectos psíquicos sobre las personas y la paralización del desarrollo de la comunidad.

Ejercicios de repaso y autoevaluación

1. **Según la definición específica que hace la OMS de catástrofe, se señala que...**

   a. ... es un suceso infausto que altera gravemente el orden regular de las cosas.
   b. ... es una situación imprevista que representa serias e inmediatas amenazas para la salud pública.
   c. ... es una desgracia grande, suceso infeliz y lamentable.
   d. ... es una situación de gran magnitud, con enormes pérdidas en vidas y bienes materiales.

2. **Indique si las siguientes frases son verdaderas o falsas con respecto a los objetivos primarios y secundarios en una catástrofe.**

   a. La protección de los equipos intervinientes es crucial como objetivo primario.

   ☐ Verdadero
   ☐ Falso

   b. El número de víctimas derivadas de un desastre no será de importancia a la hora de desarrollar los objetivos.

   ☐ Verdadero
   ☐ Falso

   c. El objetivo primordial será el restablecimiento de la normalidad a todos los niveles.

   ☐ Verdadero
   ☐ Falso

3. **Relacione los distintos tipos de desastres según su origen:**

   a. Tsunami.
   b. Atentado terrorista.
   c. Deforestación.
   d. Sequía.
   e. Derrame de productos tóxicos a un río.

__ Desastres naturales.

__ Desastres producidos por el hombre.

**4. ¿Cuál de los siguientes casos señalan características de los ciclones tropicales?**

    a. El más devastador tuvo lugar en 2004 en el Océano Índico y dejó 230.000 muertes.

    b. Se produce cuando una gran cantidad de agua, bien de forma súbita o de forma lenta, ocupa el espacio en el que no suele haber de forma habitual agua.

    c. Se originan en zonas de aguas cálidas y templadas, en las que se produce una circulación cerrada alrededor de un punto de baja presión atmosférica.

    d. Dependiendo de la velocidad, se clasifican en depresión tropical, tormenta huracanada o huracán.

**5. Diga si son verdaderas o falsas las siguientes afirmaciones con respecto a los fenómenos naturales o causados por el hombre.**

    a. Epidemias como la del VIH/SIDA se consideran como desastres provocados por el hombre.

        ☐ Verdadero
        ☐ Falso

    b. Los tornados se pueden encuadrar dentro la clasificación de los ciclones tropicales.

        ☐ Verdadero
        ☐ Falso

    c. La catástrofe que mayor número de fallecidos deja como norma general son los terremotos.

        ☐ Verdadero
        ☐ Falso

d. Se consideran emergencias complejas las catástrofes industriales, tecnológicas, las derivadas de accidentes de transporte y la deforestación.

☐ Verdadero
☐ Falso

6. **¿En qué fase de resolución de una catástrofe se establecen los hospitales de campaña, la primera morgue y el puesto de comunicaciones, entre otros?**

a. Organización del área de transporte.
b. Clasificación.
c. División del área.
d. Organización del área de base.

7. **Señale a qué corresponde la siguiente definición: "Zona donde se ha producido el mayor daño y donde se encontrarán un gran número de víctimas y peligros".**

a. Zona de socorro.
b. Zona de impacto.
c. Zona de filtro.
d. Zona de mando.

8. **¿Cómo se clasificaría un paciente, según el sistema de triaje, que presenta amputación de un brazo, con sangrado efusivo sin posibilidad de detenerlo?**

a. Negro.
b. Rojo.
c. Amarillo.
d. Verde.

9. **De las siguientes actuaciones, ¿cuál es recomendable antes de trasladar a las víctimas desde el lugar del suceso hacia otro emplazamiento?**

a. Llevar a los pacientes a su nuevo destino sin tomar nota de ninguno, ya que puede generar caos.
b. Permitir que sean los propios familiares y amigos quienes se acerquen al lugar de los hechos para reconocer entre los cadáveres a sus parientes.

c. Si los pacientes no tienen documentación encima, no tomar nota de ningún elemento que pueda distinguirlos, ya que esto puede dar lugar a confusiones entre heridos y víctimas mortales.

d. Todas las opciones son incorrectas.

10. **¿En qué fase tras haber sido víctima de una catástrofe aparece un estado en que los supervivientes consideran un logro haber salido ilesos, desarrollando una sensación de optimismo y felicidad?**

   a. Estado de *shock*.
   b. Estado de sugestionabilidad.
   c. Estado de euforia.
   d. Estado de frustración.

11. **De las siguientes afirmaciones, señale la incorrecta en referencia a las lesiones que pueden aparecer tras una catástrofe.**

   a. Los lesionados menores necesitarán atención durante un periodo corto de tiempo, de manera que sus vidas cotidianas se verán afectadas.
   b. Las relaciones a nivel personal y laboral se verán comprometidas.
   c. El número de víctimas mortales influirá en aspectos sociodemográficos y políticos.
   d. Se producirá un cambio importante en las vidas de las personas, con procesos de recuperación largos y costosos.

12. **Señale si son verdaderas o falsas las siguientes frases:**

   a. Un terremoto tendrá la misma repercusión social donde quiera que se produzca, debido a la virulencia de la catástrofe.

   ☐ Verdadero
   ☐ Falso

   b. Si se produce un atentado terrorista, la sociedad involucrada tiende a proteger al grupo que lo ha causado, para evitar conflictos mayores.

   ☐ Verdadero
   ☐ Falso

c. Tras muchas catástrofes en las que tanto la economía y la sociedad del país se han visto gravemente perjudicadas, los mismos individuos buscan formas al margen de las administraciones para mejorar la situación en todos los aspectos, principalmente prestándose apoyo.

☐ Verdadero
☐ Falso

13. **¿Qué cree que influirá negativamente en la resolución de una catástrofe?**

a. La rehabilitación de edificios e infraestructuras.
b. La honestidad de los políticos que gobiernen.
c. Exclusión de grupos sociales minoritarios en la reinserción.
d. Toma de medidas para prevenir una nueva catástrofe similar.

14. **Indique de los siguientes efectos cuál no se producirá sobre la salud pública tras un desastre.**

a. Exceso de mortalidad y morbilidad.
b. Disminución de los riesgos medioambientales ya que el peligro ya se ha producido.
c. El sistema sanitario se verá saturado.
d. Problemas sobre la salud mental y el comportamiento de los afectados.

15. **Diga si el siguiente enunciado es verdadero o falso.**

En una situación de una inundación súbita, hay un alto índice de mortalidad, así como lesiones muy graves. El riesgo de enfermedades transmisibles es muy alto, por pérdida de agua potable y mala gestión de los cadáveres. Se producen daños graves en las estructuras y programas sanitarios, así como otros localizados en el sistema de abastecimiento de agua. Es raro que se produzcan desplazamientos masivos de población, y es frecuente la escasez de alimentos.

☐ Verdadero
☐ Falso

Capítulo 2
# Sistema integral de atención a las catástrofes

# Contenido

# 1. Introducción

No fue hasta julio de 2024 que se aprobó como especialidad médica las Urgencias y Emergencias, con su futuro desarrollo como especialidad propia, siendo hasta ese momento ejercida por especialistas de otras titulaciones, que, si bien estaban bien actualizados, no tenían la distinción de especialistas como tal, como sí sucede desde hace décadas en la mayoría de los países del entorno.

Dentro de la asistencia que se presta al paciente en situaciones de catástrofes se plantea un sistema asistencial en el que se engloben todo tipo de recursos, tanto sanitarios, como de salvamento, antiincendios y logísticos, así como unidades especiales de apoyo al desastre.

No solo el papel de los profesionales es determinante en este sistema, sino que existen grupos de voluntariado, con nociones básicas y funciones de soporte ante este tipo de situaciones, que tendrán un papel importante a la hora de prestar asistencia.

En este capítulo se estudiará cómo está estructurado el Sistema de Emergencias Médicas en todos sus estamentos.

# 2. Modelos de Sistemas de Emergencias Médicas (SEM)

Todo sistema público de salud está formado por los Servicios de Emergencias Médicas. Van a desarrollar una labor asistencial en todas las situaciones emergentes así como en desastres y catástrofes.

Dentro de los Servicios de Emergencias Médicas, de aquí en adelante SEM, se engloban una serie de recursos tanto organizativos como individuales, de carácter comunitario y personal médico, que van a prestar cuidados en situaciones de emergencia tanto a víctimas lesionadas como a individuos que hayan sufrido enfermedades repentinas.

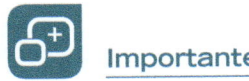

## Importante

El SEM se sirve tanto de dispositivos móviles como fijos que, de manera coordinada e iniciando su actividad al mismo tiempo, se activan ante una emergencia prestando asistencia desde los organismos necesarios, hasta que se haya trasferido el paciente al lugar donde deba ser atendido correctamente.

Es un sistema bien delimitado, que funcionará como una cadena en la que cada función y cada actuación estará relacionada de manera necesaria con el resto de estamentos.

## Actividades

1. Señalar si se puede considerar como emergencia médica una patología psiquiátrica en la que un paciente perciba sensación inminente de muerte aunque realmente no exista riesgo vital para este.
2. En este caso, indicar si la asistencia debería ser inmediata o podría demorarse, y razonarlo.

## 2.1. Objetivos

El objetivo principal de los SEM es procurar que la población que demanda su asistencia obtenga una respuesta adecuada, eficiente y de calidad, con el fin de que los índices de mortalidad y la morbilidad de la enfermedad se reduzcan al mínimo posible.

Para llevar a cabo esto, el SEM se basa en una serie de principios como:

■ **Accesibilidad.** Desde cualquier lugar y en cualquier momento, las necesidades de las personas deben obtener respuesta por parte de los SEM, teniéndose en cuenta las dificultades territoriales que se pueden encontrar en la geografía de la zona.

- **Eficacia.** Se procura que con la forma de actuar se obtenga un tiempo de reacción y de atención lo menor posible. Uno de los elementos determinantes para obtener buenos resultados en salud ante una emergencia es el tiempo.
- **La calidad.** Los procedimientos que se lleven a cabo deben ser ajustados a las necesidades de cada situación, siguiendo protocolos y guías de actuación que eviten la aparición de complicaciones y aumenten los datos de supervivencia.
- **La continuidad.** Al existir un abanico tan amplio de recursos asistenciales y servicios para el ciudadano, para que estos aseguren la continuidad de los cuidados deben estar integrados todos ellos de manera que la atención sea completa, desde el principio hasta el final.

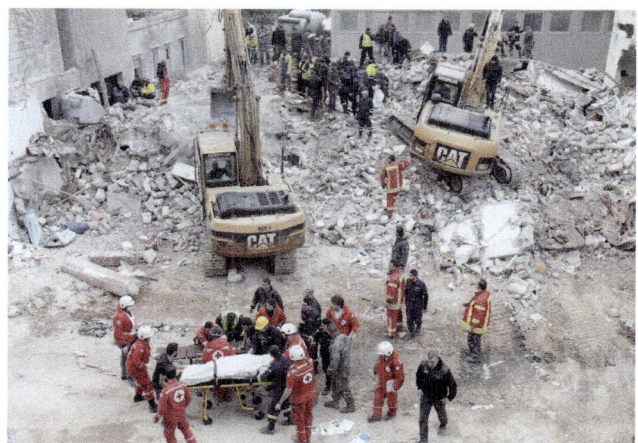

*Asistencia del Sistema de Emergencia Médica*

 **Nota**

Aún hoy en día no existe una cobertura urgente en la geografía española que cubra el 100 %. Esta cobertura a la población según la zona oscila en torno al 65 %.

## 2.2. Estructura

Como se exponía en el apartado anterior, existen una serie de recursos que van a dar continuidad a que la asistencia médica en emergencias sea completa, todos ellos muy variados dependiendo de la comunidad autónoma a la que se haga referencia.

No en todas las comunidades autónomas existe un número que comunique de manera exclusiva con Servicios de Emergencia Médica, sino que se gestionan todo tipo de emergencias desde el mismo número. Otra peculiaridad es que no todos los números son gratuitos.

Así, se puede ver que aún hoy día coexisten diversos números de teléfono, de dos o tres cifras, a veces incluso a niveles locales, provinciales o autonómicos.

Existe una recomendación a nivel de la Unión Europea, que propone que se implante el 112 como número de emergencias común en todos los países miembros, ya que se trata de una forma de eliminar las barreras a la hora de que cualquier ciudadano, en cualquier parte, pueda pedir asistencia, con posibilidad de comunicarse en los distintos idiomas de los países de la Unión.

| Teléfonos de marcación abreviada en activo aún en España, a falta de que se establezca el número único de emergencias 112 | |
|---|---|
| 112 | Para todo el territorio español<br>Cualquier tipo de emergencia |
| 061 | Presentan servicios sanitarios<br>Aún conviven con el 112 en comunidades como Andalucía |
| 092 | Policía local<br>En algunas comunidades está inactivo en beneficio del 112 |
| 091 | Cuerpo Nacional de Policía |
| 080 | Bomberos<br>En Cataluña existe un número distinto (085) |

Cada comunidad autónoma tiene un sistema de asistencia urgente diferente, aunque con unas bases de actuación y movilización de medios y recursos similar. Esto hace que aún estén en vigor números de asistencia sanitaria urgente directa, diferenciados al universal número de emergencias 112, que incluso en algunas comunidades son gestionados por empresas públicas o concertadas con los sistemas de salud públicos.

A lo largo de los años, algunos de estos servicios han sido asumidos por los propios sistemas públicos de salud como ocurrió en Andalucía, que la Empresa Pública de Emergencias Sanitarias pasó a formar parte del Sistema De Salud Público de Andalucía.

Dentro de la estructura que conforman los SEM se encuentra el 061, que se organiza teniendo en cuenta una serie de elementos:

- **El Centro Coordinador de Urgencias y Emergencias.** Es el sitio físico donde se encuentran profesionales destinados a la atención de las llamadas que el ciudadano hará pidiendo auxilio ante emergencias. En España, el Centro Coordinador de Urgencias está formado tanto por teleoperadores, como por médicos y enfermeros que prestan asistencia telefónica ante determinadas consultas de los usuarios. Desde el Centro Coordinador, como indica su nombre, se realizará la coordinación de los distintos equipos que deban acudir a las labores derivadas de la emergencia. Una de las labores más importantes de los operadores que reciben la alerta de emergencia es la recopilación de información, ya que dependiendo de los datos que se deriven de la llamada de alerta se conocerán con mayor exactitud las necesidades asistenciales para dicho caso. Es decir, si solo se indica por teléfono: "Ha habido un accidente en el kilómetro 4 de la A-2", será imposible saber el número de vehículos implicados, el número de víctimas y el alcance de la emergencia. Cuanto más completa sea la información, antes se movilizarán los medios necesarios para actuar a todos los niveles.

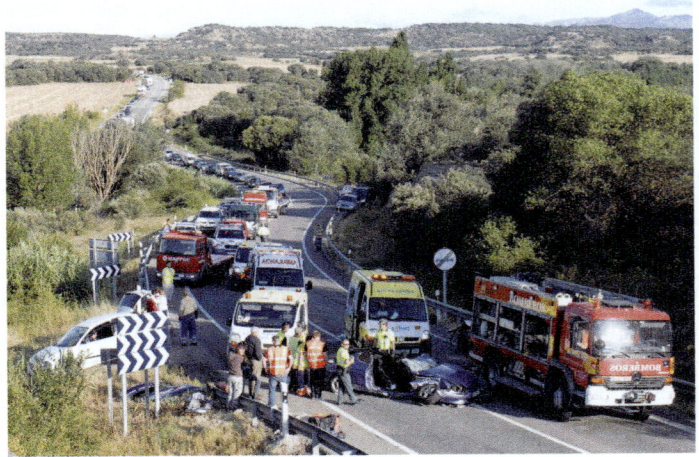

*Accidente de tráfico en que tienen que actuar servicios sanitarios y cuerpos de seguridad del estado para controlar y restablecer la circulación sin peligro, así como bomberos para las labores de rescate.*

■ Los **vehículos** con los que disponen los SEM son los siguientes:

▮ **Una flota de ambulancias de Soporte Vital Avanzado o UVI móviles.** En estas van personal de medicina, enfermería y técnicos en transporte sanitario.

▮ **Flota de Ambulancias de Soporte Vital Intermedio.** En estas irán enfermeros y técnicos de transporte sanitario. Este servicio se está comenzando a extender en algunas comunidades.

▮ **Vehículos médicos y de enfermería para asistencia a domicilio.** En casos que no son graves, normalmente a disposición de los centros de salud, los cuales pueden ser requeridos para urgencias más graves hasta que se aproxime una unidad más preparada.

▮ **Flota de ambulancias de Soporte Vital Básico.** Solo cuentan con dos técnicos en transporte sanitario y son las más abundantes, prestando asistencia en casos leves.

▮ **Helicópteros.** Tienen el mismo equipo que las ambulancias de Soporte Vital Avanzado, y van siempre con una dotación compuesta por médico, enfermero y dos pilotos.

▮ **Aviones medicalizados.** Existen ciertos consorcios en los que se ponen a disposición de los servicios de emergencias aviones lo suficientemente preparados para poder transportar pacientes críticos, siempre acompañados por equipo médico y enfermero, como mínimo.

■ **Recursos humanos.** A disposición de los SEM existen numerosos profesionales de distintas categorías, algunos específicamente destinados a asistencia en emergencias (como los profesionales del 061 o el del SAMUR), así como personal estatutario de atención primaria que presta asistencia extra hospitalaria en urgencias de mayor o menor calibre. Participan desde médicos, enfermeros, técnicos en transporte sanitario, celadores, pilotos, psicólogos y rehabilitadores.

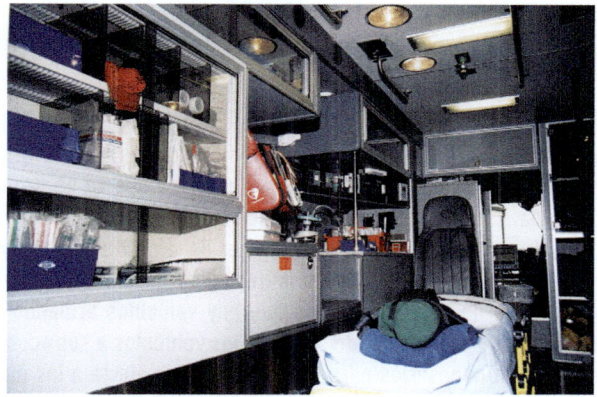

*Interior de una UVI móvil, donde se pueden observar distintos dispositivos para asistencia de pacientes críticos (respirador, desfibrilador, bombas de infusión de medicación, etc.).*

Cabe destacar que, aparte de la propia estructura del SEM, se incluyen los servicios de bomberos, que tendrán un ratio de asistencia ante emergencias dependiendo de la zona geográfica, así como los cuerpos de seguridad, tanto Guardia Civil, Cuerpo de Policía Nacional o Local, voluntarios de Protección Civil (que normalmente cuentan con una flota más o menos importante de vehículos para labores de soporte a las autoridades en emergencias) y el organismo de Cruz Roja que, igual que ocurre con las agrupaciones de voluntarios de Protección Civil, se ven activados por el Centro Coordinador ante situaciones que lo requieran.

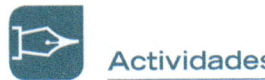

## Actividades

3. De los distintos recursos asistenciales que pueden destinarse al sitio de una catástrofe, señalar cuál cree que será indispensable.
4. Señalar si cree que alguno de ellos se puede suplir con otro, y razonar la respuesta.

## Aplicación práctica

**Usted es uno de los teleoperadores del Centro Coordinador de Urgencias y Emergencias. Recibe una llamada de un ciudadano que dice que se ha producido un accidente en una autovía. Esta persona indica que se han visto implicados 12 vehículos, incluidos 3 camiones de gran tonelaje. Los tres carriles de la calzada se han visto interrumpidos, habiéndose organizado un gran atasco. Hay numerosos heridos, aunque el interlocutor no sabe decir de qué gravedad. Dice que hay vehículos ardiendo y personas heridas caminando por la vía e intentando sacar de los vehículos a sus acompañantes. Diga qué datos más serían necesarios para iniciar la fase de alerta a los distintos servicios y a cuáles de ellos movilizaría y con qué finalidad.**

### SOLUCIÓN

Existen ciertos datos relevantes que hay que conocer, como el punto kilométrico exacto así como el sentido de la autovía, para que la aproximación se haga de la forma más segura y rápida. En estos casos, es difícil que la víctima que realiza la llamada pueda determinar el número de heridos, ya que la situación no es fácil de asimilar. De todas formas, ha indicado el número de vehículos, y con ese dato se puede adivinar la envergadura del suceso. Tal y como se indica, existen personas atrapadas en vehículos, lo que obliga a movilizar a servicios de rescate como los bomberos, los cuales a su vez serán imprescindibles por el hecho de existir la presencia de fuego en algún que otro vehículo. Existen víctimas de gravedad desconocida, pero al ser numerosas se deberán movilizar ambulancias tanto de Soporte Vital Avanzado, como Intermedio y Básico. Además, si estuvieran más próximos a la zona donde se ha producido la emergencia, se movilizarían los equipos de atención primaria, los cuales, aunque con menor despliegue de recursos, pueden iniciar el triaje y la valoración de las víctimas. Será precisa e indispensable la presencia de la Guardia Civil, para labores de seguridad y control de la zona, y el restablecimiento de la circulación dentro de las posibilidades. Una vez los servicios médicos de emergencias acudan a la zona, se pondrán en contacto con el Centro Coordinador para solicitar otros servicios como pueden ser helicópteros para transporte de pacientes críticos.

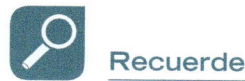

## Recuerde

En España existe la Unidad Militar de Emergencias, creada en 2005 para dar cobertura, asistencia y apoyo a los servicios de salud y seguridad en situaciones de urgencias y catástrofes. Está dotada por especialistas de diversos campos, tanto sanitarios, de ingeniería, trasportes, evacuación, etc., y cuentan con más de tres mil profesionales y una amplia dotación de vehículos y medios para diversos fines como embarcaciones, quitanieves, autobombas, helicópteros, etc.

## 2.3. Modelo anglo-americano

Este modelo fue implantado en Estados Unidos en los inicios de la década de los años 70, seguido después por Canadá, Australia, Nueva Zelanda y Reino Unido. Se basa en la importancia de la continuidad de los cuidados mediante la integración de los sistemas que prestan asistencia tanto intrahospitalaria como extrahospitalaria.

En el modelo anglo-americano se contempla que la actuación ante la emergencia médica se debe iniciar en el ámbito prehospitalario, conformado por personal **paramédico** y que continuará en los servicios de emergencias intrahospitalarios.

En los países en los que se sigue este modelo de sistemas de emergencias, la medicina de emergencias está reconocida como especialidad médica.

La figura del personal paramédico no es igual en todos los países. En algunos es una titulación o certificación incluso con vinculación universitaria, como Estados Unidos, Canadá o Alemania, pero en otros no existe de forma legal este tipo de profesionales. En España, las funciones del paramédico se podrían equiparar a las propias del Técnico en Emergencias Sanitarias, pero sin llevar a cabo ciertas técnicas como canalización de vías e intubación (que son propios de profesionales de medicina y Enfermería).

## 2.4. Modelo español

Este modelo surge en 1980, en el cual tenían cabida distintos servicios de emergencia, pero no trabajaban lo suficientemente cualificados a nivel extrahospitalario, detectándose elevadas cifras de mortalidad antes de llegar al ámbito hospitalario. Tras reflexionar sobre los datos negativos, comienza una inversión para cualificar al personal de salvamento y bomberos en la asistencia urgente, así como en unidades móviles que permitieran tanto a sanitarios como a otros cuerpos el traslado de forma segura y con garantías de los pacientes.

Se crean los teléfonos de asistencia extrahospitalaria, de mano de las comunidades autónomas, en el año 1997. Paulatinamente, se van integrando los sistemas sanitarios autonómicos a una red cada vez más sólida de personal y medios físicos, que dan lugar al sistema con el que se trabaja hoy en día, un modelo complejo y diversificado, donde distintos profesionales de ámbitos diversos se coordinan ante situaciones emergentes fuera de los hospitales.

En el modelo español o extrahospitalario existen variaciones con respecto a la dependencia administrativa y la forma de recepción de llamadas dependiendo de las comunidades autónomas, pero todos se caracterizan por la presencia permanente de un médico para la clasificación de las emergencias.

Por otra parte, el modelo francogermano de emergencias se extiende en la mayoría de países de la Unión Europea (Bélgica, Austria, Francia, Alemania, Italia, Rusia y Suecia). Se prestan servicios médicos y tecnológicos de alto nivel antes de que el paciente llegue al hospital, donde serán recibidos tras haber sido tratados por los servicios extra hospitalarios.

## 2.5. Fundamentos básicos de coordinación sanitaria en situaciones de crisis

En situaciones de crisis existe una importante necesidad de coordinación entre los distintos niveles de asistencia, una unión de acciones y esfuerzos de los servicios de asistencia.

Cuando se producen emergencias complejas, catalogadas como catástrofes o desastres, el tiempo es el factor más importante a tener en cuenta, el cual deber ser utilizado de la manera más eficiente posible antes de actuar. Si no se tiene conocimiento del alcance de las necesidades, no es posible que las tareas de coordinación sean efectivas, porque la movilización de recursos puede ser insuficiente. Así, se habla de la coordinación en situaciones de crisis como un paso que debe estar sobre la mesa antes de que se produzca la situación, para que se actúe de manera efectiva en el menor tiempo posible.

Todos los profesionales que vienen a formar parte de los sistemas de emergencias se encuentran perfectamente preparados en fase de alerta, y una vez activados por los centros coordinadores prestarán sus servicios de inmediato.

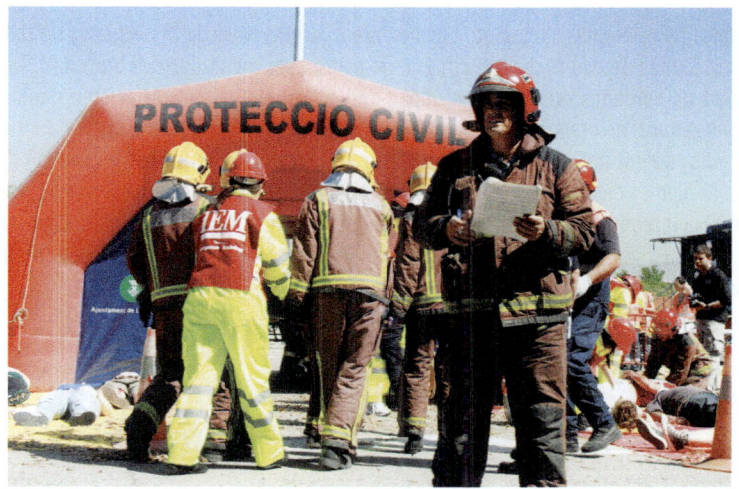

En el puesto sanitario avanzado (dentro del Puesto de Mando Avanzado) se llevará a cabo la coordinación de la asistencia sanitaria a las víctimas de una forma protocolizada.

A su vez, se debe incluir en esta labor de coordinación a los hospitales, donde los pacientes serán recibidos para su tratamiento definitivo, ya que se deben conocer las capacidades que cada centro hospitalario tiene y qué asistencia puede prestar.

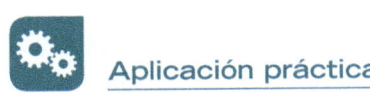

## Aplicación práctica

Imagine que es miembro de un equipo de emergencias sanitarias, y tras recibir la alerta del Centro Coordinador por un derrumbe en un domicilio particular se pone en marcha. La ciudad a la que acude tiene un pequeño hospital comarcal con dos médicos de urgencias, una zona de observación de cinco camas y una UCI polivalente (sin posibilidad de dar asistencia a patologías concretas). Solo hay dos quirófanos. Entre los heridos que encontrará hay un gran quemado por una explosión tras un escape de gas en la vivienda derrumbada. Además, hay otras tres personas con contusiones y lesiones internas que precisan cirugía y un paciente poli traumatizado, que necesita asistencia de traumatología y ortopedia. Indique dónde sería conveniente trasladar a las víctimas, teniendo en cuenta las características del hospital más cercano y la corta distancia.

### SOLUCIÓN

El hospital de referencia no puede hacer frente a la gravedad de las lesiones de todas las víctimas. Si más de dos necesitan cirugía, no podrán ser atendidos con brevedad. Tampoco la unidad de cuidados críticos tiene capacidad para albergar a un paciente quemado de esa envergadura, de manera que se deberá solicitar un helicóptero (que seguramente sea el medio más rápido) para trasladar al paciente a un hospital con unidad específica de quemados. Si bien es cierto que se pueden llevar algunos de los pacientes al hospital, también hay que comprender que dos médicos no pueden dar respuesta a esta situación, así que habrá que clasificar a los pacientes y dejar en este hospital los que puedan ser atendidos, y al resto llevarlos a hospitales principales para tratarlos.

---

## Sistema de regulación médica

En España existen distintos sistemas de regulación médica dependiendo de la comunidad autónoma en cuestión. En algunas, el sistema a través del cual se filtran las llamadas de emergencias corresponde exclusivamente a empresas sanitarias, como es el caso del 061 en Andalucía, que solo atiende emergencias médicas. En otras comunidades autónomas existe el número 112 como el único para todo tipo de necesidades emergentes, y son los coordinadores de esta entidad quienes deciden a qué servicios deben acudir para socorrer en cada situación.

Lo que sí es común en todas las comunidades es que la coordinación de los recursos sanitarios necesarios ante un aviso de emergencia la haga un médico, llamado médico coordinador. Este valorará las necesidades de la situación emergente, recopilará los datos que reciba de la persona que llama y tomará la decisión de qué tipo de recursos deberán ser desplazados al lugar donde se ha producido la emergencia.

La misión principal del médico coordinador será garantizar que se preste una asistencia óptima en cada caso, utilizando solo los medios que sean necesarios, pero sin ser austero para ahorrar recursos.

## Importante

El médico coordinador ejerce las labores de mando ante situaciones de crisis y cuenta con servicios informáticos y asesores en todo momento para facilitar su trabajo.

Además del médico coordinador existen otros profesionales (médicos y enfermeros) en los centros de coordinación y recepción de llamadas de urgencias, que se dedican a resolver dudas sanitarias por teléfono, para evitar al ciudadano desplazamientos a los puntos de urgencias, por lo cual se consigue descongestionar el sistema de urgencias.

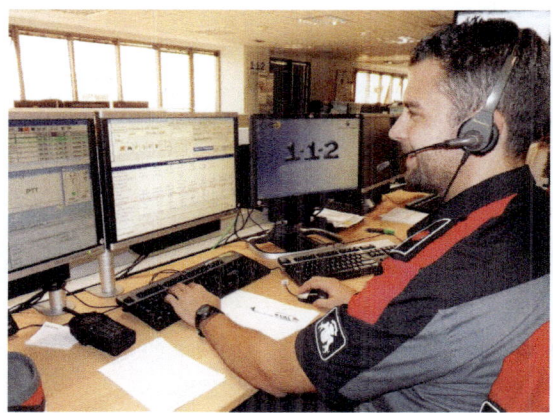

*Un médico coordinador en plena labor*

### Sistema de despacho de llamada

Es una forma de recepción de llamadas que se caracteriza fundamentalmente porque estas se gestionan mediante un sistema informatizado. Existe un operador con cierta capacitación que recoge y atiende la llamada, y pregunta los datos necesarios básicos para conocer la magnitud del problema. Este sistema permite la grabación de la conversación, de manera que se puedan recuperar ciertos datos en cualquier momento en caso de duda.

Este sistema no permite dudas en cuanto a los datos recibidos, ya que se incluyen de manera rápida en una base de datos, y a través de un sistema de localización de llamadas (GPS) se puede obtener la localización exacta del lugar desde el que se realiza la llamada. Se da por supuesto que no aparecerán errores entre los interlocutores, por la calidad que le brinda el hecho de estar informatizado. Los datos de localización serán precisos, de manera que en el momento de indicar a los servicios de asistencia dónde se ha producido la emergencia no habrá lugar a confusiones.

| DATOS DE LA ACTIVIDAD DE LOS SERVICIOS EXTRA HOSPITALARIOS URGENTES EN ANDALUCÍA EN 2022 | |
| --- | --- |
| Total de llamadas atendidas | 3.160.604 |
| A través de la línea 061 | 789.130 |
| A través de la línea 112 | 600.756 |
| A través de línea urgencias | 243.270 |
| Solicitudes de asistencia | 1.485.773 |
| Activación de recursos | 580.569 |
| Pacientes atendidos por 061 | 61.192 |
| Tiempo medio de respuesta | 10:52" |

*Datos de la actividad de los servicios de emergencias extrahospitalarios urgentes en el año 2022 en Andalucía, a través de los distintos teléfonos de los servicios de emergencia*

 Actividades

5. Señalar qué ventajas e inconvenientes se observan en ambos tipos de sistemas de atención de llamadas.

## 2.6. Procedimientos de coordinación en el centro receptor de llamadas ante situaciones de crisis

Los centros coordinadores están de sobra preparados para hacer frente a un gran número de llamadas como sucede en las situaciones de crisis. Los teleoperadores se encuentran altamente capacitados para gestionar las llamadas y atender las demandas de los usuarios.

Para que la maniobra de coordinación sea lo más efectiva posible se deberá tener en cuenta la importancia de un sistema de comunicación que permita a todos los profesionales implicados en la asistencia tener el máximo de información posible con respecto a la crisis sobre la que se actuará.

Una vez recopilados los datos suficientes, el centro receptor de llamadas, como centro coordinador deberá llevar a cabo una serie de procedimientos, que se basan en comprobar la seguridad y la suficiente llegada de recursos al lugar de los hechos. Estos se pueden dividir en:

- Evaluación del impacto de la situación de crisis sobre la salud pública y el medio ambiente (si se puede producir un incendio por ejemplo, existirá mayor probabilidad de heridos).
- Estimación de los recursos necesarios para dar atención sanitaria al, por norma general, elevado número de heridos o muertos (si la catástrofe es muy grande, los servicios cercanos al lugar de los hechos no podrán ser suficientes, de manera que habrá que solicitar ayuda a otros lugares, incluso a nivel internacional).
- Vigilancia de la seguridad y protección de las personas que intervienen en la situación de crisis. Nunca podrán exponerse a situaciones que pongan en peligro sus vidas.
- Evaluación de los riesgos ambientales (si se derivan de la situación derrumbes, escapes de gas, humos, incendios, etc.).

### Redes integradas de comunicaciones sanitarias

Las crisis sanitarias no solo pueden llevar al límite a los servicios médicos, sino que provocan un estado de conmoción en la sociedad; dependiendo del grado de percepción del riesgo que tenga la población, tanto de forma individual como colectiva. De esta percepción colectiva del daño inminente se puede desarrollar incluso una situación de pánico, con la consiguiente crisis mediática que, como norma general, se suele desbocar y provocar más incertidumbre en la sociedad.

Los equipos de coordinación no solo tienen un papel de informadores entre los servicios que lo componen, sino que será preciso que la información de que dispongan y que sea dada a la población sea veraz, concreta y sincera, para conseguir que no exista "desinformación", que provocará mayores problemas, tanto a nivel interno como de cara a la sociedad.

Ante una situación de crisis aparecerán distintos profesionales que participarán de forma activa en dar solución al hecho desastroso. Estos necesitan de algún sistema de comunicación que facilite su actuación en la labor, de manera que puedan interactuar y conseguir resolver la situación.

Las redes integradas de comunicación deben garantizar una respuesta segura y fiable entre los usuarios y los distintos servicios que engloba, debiéndose respetar en todo momento la legalidad con respecto al secreto profesional.

Uno de los pilares que ya funciona en nuestro sistema sanitario, con pequeñas diferencias entre comunidades autónomas, es el Conjunto Mínimo Básico de Datos, que aporta datos básicos sobre cada paciente, de forma que esta información sea accesible para todo tipo de asistencias.

 **Sabía que...**

El Conjunto Mínimo Básico de Datos de Andalucía es un registro administrativo que contiene un conjunto de variables clínicas, demográficas y administrativas que resumen lo acontecido a un usuario en un episodio de asistencia hospitalaria.

### Procedimientos de coordinación en el área de crisis

Cuando se comienza a actuar sobre una catástrofe se supone de vital importancia que en los primeros movimientos el equipo tenga una capacidad de resolución tal como la de coordinación. Por ejemplo, se pueden tener los mejores buceadores a la hora de buscar a las víctimas de una precipitación en un río, pero si no existe un esquema de actuación, que los coordine con bomberos y sanitarios, no podrán hacer bien su trabajo.

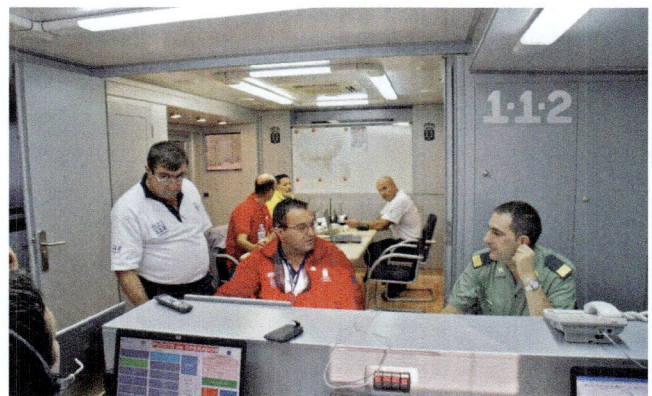

*Puesto de Mando Avanzado, donde distintos profesionales coordinan las necesidades de la situación.*

El procedimiento de coordinación nacerá en los centros de coordinación de urgencias y emergencias, de mano del médico coordinador, sobre todo encaminados a la movilización de los primeros asistentes. Pero es cierto que una vez en la zona del desastre aparecerán ciertas necesidades con las que el centro coordinador no había contado.

De ahí, la importancia de la organización in situ de un puesto de coordinación. Como ya se vio, el Puesto de Mando Avanzado será el lugar desde el que se lleve a cabo dicha coordinación.

El principal responsable será un médico, o en su defecto el profesional sanitario con mayor experiencia en labores semejantes. Este deberá delegar responsabilidades en las personas encargadas de cada servicio y para cada actividad concreta.

Deberá haber un responsable de la clasificación de los heridos; en primer lugar los clasificará en vivos y muertos. Los pacientes vivos serán trasladados a una zona de seguridad, donde se procederá a un triaje más profundo, donde se valoren las lesiones que tienen y su grado de gravedad, labor que la realizará, por norma general, un médico o alguien con mucha experiencia en este tipo de situaciones.

Existen distintos sistemas de triaje, pero el más extendido hoy día es el triaje por colores, donde el color **negro** representa una persona cuyas lesiones son incompatibles con la vida; el **rojo** hará referencia a pacientes con lesiones muy graves, que de no ser tratadas de inmediato pueden provocar la muerte; el **amarillo** indica que la persona tiene lesiones, pero la asistencia puede ser demorable, ya que no compromete su vida; y el **verde** hace referencia a personas que portan leves lesiones y que puede solucionarlas cualquier socorrista.

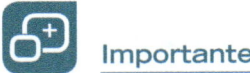

## Importante

En un sistema típico de triaje el color "negro" significa que la persona atendida tiene lesiones que son incompatibles con la vida.

Una vez que el equipo médico haya realizado la clasificación y tratamiento de las víctimas, deberá emitir un informe breve, en el que se indique qué tipo de asistencia se le ha realizado a cada paciente, para que el médico responsable de organizar el transporte de los heridos sepa qué grado de urgencia tiene cada uno para ser atendido en un centro hospitalario. La primera asistencia será prestada en los hospitales de campaña, lejos de la zona de peligro, con instrumental y materiales adecuados, aunque no siempre suficientes. Hasta que no se estabilice al paciente dentro de unos límites no se podrá trasladar. El responsable del transporte tomará la decisión de qué pacientes van siendo evacuados primero, tomando como referencia los datos del triaje y los informes de tratamientos que hayan prestado sus compañeros. Antes de proceder a indicar el traslado deberá contactar con el centro receptor para asegurarse de que serán recibidos y pueden ser atendidos de las patologías que presentan. Por ejemplo, no se puede trasladar a un adulto con diagnóstico de politraumatizado a un hospital pediátrico en el que no podrá recibir asistencia adecuada.

Así, es muy importante delegar en una persona capacitada la labor de las comunicaciones, que será el enlace válido entre el área de crisis y el centro coordinador, dando datos concretos de la situación, solicitando aquello que sea necesario para las labores y conociendo los datos de fuera que puedan ser útiles.

Es importante que en situaciones de gran magnitud se limite y se nombre a una sola persona para transmitir la información a los medios de comunicación, para evitar que se produzcan situaciones de pánico al existir informaciones no contrastadas.

Así mismo, puede darse la situación de que exista un puesto de mando avanzado dependiendo de cada servicio interviniente (por ejemplo, bomberos, policía o unidades especiales de rescate), de esta forma deberá existir un responsable de confianza de la administración, con experiencia y formación, que coordine bajo su tutela todos los puesto de mando como uno solo.

 ## Aplicación práctica

**Usted se encuentra participando en las labores de asistencia en el terremoto de la ciudad de Loja, Granada. La magnitud del mismo no ha sido muy elevada, pero la proximidad con respecto al epicentro ha causado graves destrozos. Por la antigüedad y el estado de algunos edificios se han producido derrumbes en las viviendas del centro de la ciudad, que han llenado las calles principales de acceso de escombros. Usted debe evacuar en su ambulancia de Soporte Vital Básico a dos personas que precisan vigilancia hospitalaria, pero caminan por su propio pie. No sabe por dónde tiene que realizar la salida, y se encuentra con que no está bien señalizada la ruta hacia el hospital de la capital. Diga cuál cree que ha sido el problema y cómo puede solucionarse.**

Continúa en página siguiente >>

<< Viene de página anterior

## SOLUCIÓN

Sin lugar a dudas, han existido dos problemas importantes. En primer lugar, no se ha señalizado correctamente el área de transporte, de manera que tanto usted como el resto de profesionales encargados en la evacuación o en la aportación de material y provisiones van a ser expuestos a entrar en la zona de impacto, con el consecuente peligro que supone. Este error se ha producido por problemas en la cadena de comunicación desde la persona encargada en la coordinación y la responsable de la seguridad vial; en este caso se presume que serán miembros de los cuerpos de seguridad (Guardia Civil y/o Policía, preferentemente). Este responsable de la verificación de una zona de transporte correcta no ha comprobado que efectivamente esta sea segura y válida para llevar a cabo el transporte. El otro error ha sido de usted, ya que antes de iniciar el traslado de estas personas debería haber comunicado al responsable en el puesto de mando que se dispone a salir con los heridos (dejando constancia de quiénes son y a dónde son llevados), y preguntando qué vía debe utilizar para ello. En caso de que no se especifique el modo y el camino para salir de la zona afectada, no puede decidir usted cómo debe hacerlo. Por su seguridad debe comunicar el incidente y esperar órdenes de la persona encargada.

---

 ## Actividades

6. Señalar qué podría pasar en el caso de que tras una catástrofe no haya ningún responsable que dé información sobre el número de víctimas o el alcance del desastre.
7. Indicar también qué sucedería si cada una de las personas que intervienen, independientemente del grado en el que estén participando en las tareas de rescate, dan informaciones a la prensa sobre lo que están viendo de forma personal.

---

**Jerarquía de la comunicación**

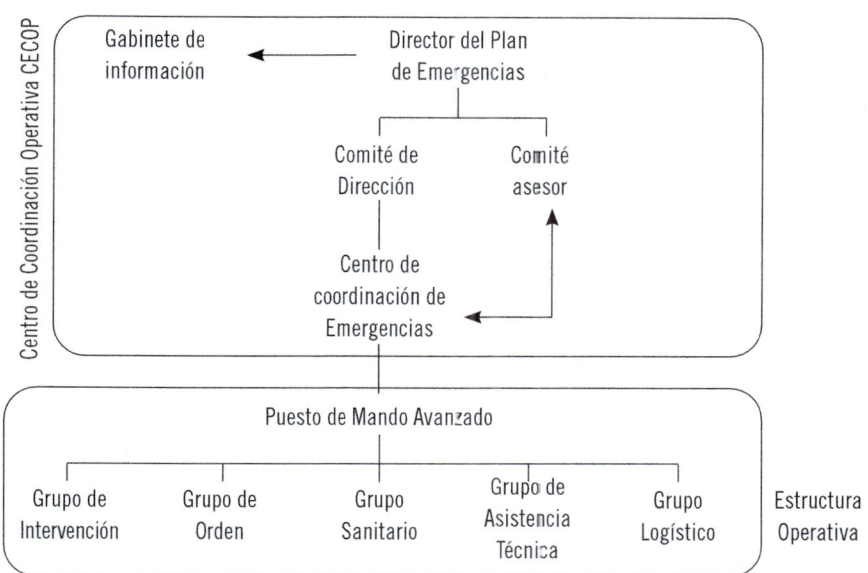

## Recuerde

Una emergencia es una pérdida brusca de la salud, que conlleva a una situación crítica que en caso de no ser tratada puede derivar en muerte; y una urgencia es la aparición fortuita en cualquier lugar de un problema de etiología diversa y gravedad variable, que genera la vivencia de la necesidad de atención por parte del sujeto o su familia.

## 3. La Protección Civil

Cuando se habla de Protección Civil hay que señalar que esta cuenta con una larga historia, ya que en las sociedades antiguas ya valoraban la necesidad de establecer un orden de actuación ante situaciones desbordantes.

En la actualidad, supone el mecanismo con que cuentan los estados para conseguir que en momentos en que acaece un desastre exista una coordinación entre distintos especialistas y voluntarios, que puedan dar respuesta en distintos ámbitos a la magnitud de la crisis.

Es más, en los últimos tiempos la Protección Civil persigue una posición de prevención ante estos hechos, y de investigación ante cómo se pueden mejorar los esfuerzos en caso de ser necesarios, así como la implicación de la ciudadanía en el conocimiento de una serie de destrezas básicas para actuar en cada momento de forma cauta y se eviten así mayores problemas.

## 3.1. Concepto

La ley española que regula la Protección Civil es la Ley 17/2015, de 9 de julio, del Sistema Nacional de Protección Civil y define en su Título I, en el artículo 1:

*La Protección Civil como instrumento de la política de seguridad pública, es el servicio público que protege a las personas y bienes garantizando una respuesta adecuada ante los distintos tipos de emergencias y catástrofes originados por causas naturales o derivas de la acción humana, sea esta accidental o intencionada.No se trata solo de garantizar la seguridad ciudadana, que es una tarea que corresponde a los cuerpos de seguridad del estado, sino que tendrá un papel importante en el campo preventivo.*

 Nota

La Ley 17/2015, de 9 de julio, del Sistema Nacional de Protección Civil debe integrar la actividad de protección civil de todas las administraciones públicas en el ámbito de sus competencias siguiendo principios de colaboración y cooperación, con una estrategia de análisis de riesgos prospectivamente.

No se trata solo de garantizar la seguridad ciudadana, que es una tarea que corresponde a los cuerpos de seguridad del estado, sino que tendrá un papel importante en el campo preventivo.

Existe un organismo, la Dirección General de Protección Civil y Emergencias, que tiene como misión el mantenimiento y coordinación del llamado Sistema Nacional de Protección Civil, en el que están incluidos representantes de la Administración General del Estado, las comunidades autónomas y Corporaciones Locales.

**Esquema de los Órganos de Protección Civil**

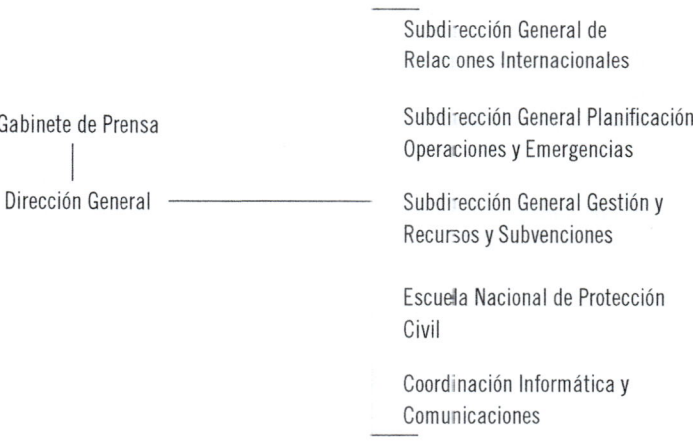

3.2. Orígenes y evolución histórica

Ya desde tiempos prehistóricos se han encontrado evidencias acerca de los mecanismos que los humanos han desarrollado para protegerse de enfermedades y para recuperarse de situaciones delicadas como el parto. Con la aparición de episodios bélicos, saqueos, robos y violencia de todo tipo, la protección se centró en los bienes y las personas, procurando proseguir dentro de la sociedad de forma individual.

Concretamente, la Protección Civil se aprobó y reguló el 12 de agosto de 1949, en el Tratado de Ginebra, concretamente en su Protocolo 1 adicional: "Protección a las víctimas de los conflictos armados internacionales".

 **Nota**

El IV Convenio de Ginebra, de 1949, hace referencia a la protección de las personas civiles en tiempo de guerra.

En su origen, con este protocolo se intentaba regular el trabajo de la Cruz Roja, y define la Protección Civil como:

*El cumplimiento de algunas o de todas las tareas humanitarias que se mencionan a continuación, destinadas a proteger a la población contra los peligros de las hostilidades y de las catástrofes y a ayudarla a recuperarse de sus efectos inmediatos, así como a facilitar las condiciones necesarias para su supervivencia. Las tareas son: servicio de alarma, evacuación, habilitación y organización de refugios, aplicación de medidas de oscurecimiento, salvamento, servicios sanitarios, asistencia religiosa, lucha contra incendios, detección y señalamiento de zonas peligrosas, descontaminación y medidas similares de protección, provisión de alojamiento y abastecimiento de urgencia, ayuda en caso de urgencia y mantenimiento del orden en zonas damnificadas, medidas de urgencia para el restablecimiento de los servicios públicos indispensables, servicios funerarios de urgencia, asistencia para la preservación de los bienes esenciales para la supervivencia, actividades complementarias necesarias para el desempeño de cualquiera de las tareas mencionadas y captura y combate de animales peligrosos.*

Se estableció como pilar básico la salvaguarda de la vida de las personas, sus bienes y el entorno.

En 1977, el 8 de junio, se adoptó en Ginebra el Protocolo Adicional a los Convenios de Ginebra del 12 de agosto de 1949, que hacía referencia a la Protección de las Víctimas de los Conflictos Armados Internacionales (Protocolo I), el cual fue aprobado por el Congreso de la Unión (hoy Naciones Unidas), el 21 de diciembre de 1982, y que entró en vigor el 22 de diciembre de 1983. En este Protocolo se estableció el emblema internacional de Protección Civil, concretamente en el artículo 66:

*El signo distintivo internacional de Protección Civil consiste en un triángulo equilátero azul sobre fondo color naranja, cuando se utilice para la protección de los organismos de protección civil, de su personal, sus edificios y su material o para la protección de refugios civiles.*

**Símbolo internacional de Protección Civil**

En 1949 se animó a que las naciones participaran en la búsqueda de un símbolo que distinguiera la Protección Civil. Fue Israel quien en principio impuso su idea, con el símbolo de la "Estrella de David", la cual se cambió por un triángulo, ya que había que respetar el principio de imparcialidad que caracteriza a este movimiento. El triángulo azul representa la prevención, ya que el azul se considera un color que proporciona tranquilidad y protección (es utilizado por los cuerpos de seguridad). La forma triangular tiene un significado común en todas las religiones: el ser supremo o energía protectora. Por otra parte, cada lado del triángulo simboliza a cada fuerza que interviene en una emergencia: el Gobierno, los voluntarios y la población en general. El circulo naranja representa la alerta que se produce ante una situación de emergencia, además de ser un color muy visible.

En España, la Protección Civil se desarrolla de mano de mandos militares alrededor de 1941, después de la Guerra Civil. La jerarquía que se impuso guardaba ciertas similitudes con la militar.

Una vez aprobada la Constitución, se crea la Dirección General de Protección Civil, que dependía del Ministerio del Interior (igual que hoy en día).

Hasta 1985 no se promulga en España la primera ley para regular los servicios y la actividad de Protección Civil, la cual entró en vigor como Norma Básica de Protección Civil en 1992, con la derogación de esta al entrar en vigor la actual Ley 17/2015, de 9 de julio, del Sistema Nacional de Protección Civil.

Este desarrollo ha evolucionado a la par en las comunidades autónomas y en los gobiernos municipales, conformándose el sistema organizativo que se conoce hoy en día.

## Recuerde

En Atapuerca, yacimiento que encierra restos de hace al menos 1.800.000 años, se han encontrado agrupaciones de cadáveres, como cementerios, por lo que los expertos deducen que los primeros humanos consideraban que los cadáveres en descomposición podían transmitir enfermedades infecciosas y problemas de salud pública.

## 3.3. Los sistemas de Protección Civil en el mundo

Con el mismo objetivo, aunque por desgracia no con la misma efectividad y capacidad de actuación, aparecen en distintos países del mundo las organizaciones de Protección Civil. En todos ellos no se ha desarrollado con la misma rapidez, muchas veces influidos por las circunstancias políticas, económicas y sociales. Incluso en Europa se pueden observar variaciones en cuanto a las dotaciones de los distintos servicios de Protección Civil.

Cuando la situación de desastre supera las capacidades del sistema de Protección Civil nacional, intervienen sistemas de Protección Civil internacionales según sean las necesidades.

Dentro de la Unión Europea se puso en marcha el Tratado de Lisboa, de 2009, por el cual se regularon los protocolos de cooperación entre las distintas Direcciones de Protección Civil de los países miembros, existiendo un Grupo de Trabajo de Protección Civil que debate lo relativo a la Protección Civil de la Unión Europea. Sus principales objetivos son la mejora de las actividades a desarrollar en situaciones de catástrofe dentro de la UE, así como la puesta en marcha de actividades de prevención, detección temprana, preparación y mejora de la formación de las personas y profesionales que prestarán servicios de Protección Civil en todos los países.

**?** Sabía que...

En España, la Escuela Nacional de Protección Civil es el centro de formación de todos los que forman el sistema nacional, que tiene como objetivo mejorar el trabajo y facilitar la coordinación entre las distintas áreas y grupos de intervención que forman el sistema.

Además, la UE se compromete con los países vecinos en términos de prestación de ayuda y planificación de prevención y respuesta a desastres. La OTAN también interviene en la Planificación Civil de Emergencias de forma anual.

Estas relaciones con organismos homólogos de otros países, especialmente de la Unión Europea, de la cuenca mediterránea y de Iberoamérica, así como la periodicidad de reuniones con organismos internacionales involucrados en la Protección Civil y las emergencias, se regulan por ley en España y se han ratificado por otros muchos convenios a nivel internacional.

De estos convenios y acuerdos surgen una serie de relaciones bilaterales de cooperación en materia de Protección Civil por parte de distintos países. Algunos de los países son:

- Portugal, mediante la ratificación de un protocolo de ayuda mutua firmado en 1992.
- Italia, con quien se mantiene una excelente relación basada en la participación de España en el Programa de Planificación y Respuesta a Desastres, liderado por Italia y Egipto, basado en la prevención y detección de terremotos.
- Francia, existiendo entre los dos países una colaboración estrecha en varios proyectos europeos.
- Alemania, con quien las relaciones en materia de Protección Civil son realmente estrechas, con disposición de unidades como la UME (Unidad Militar de Emergencias) de España, y su equivalente alemana en situaciones de necesidad.

- Marruecos, quien junto con España desarrolla la Operación Paso del Estrecho y la cooperación en materia de Protección Civil que de ella se derive.
- Rusia, colaboración que se desarrolla en el marco de la Comisión Mixta Hispano-Rusa de Protección Civil, que se reúne de forma anual para poner en común conocimientos sobre Protección Civil.
- Senegal, donde la Escuela Nacional de Protección Civil española imparte cursos de forma periódica para formar a bomberos de este país.
- Israel, con relaciones que se basan en el Programa de Planificación y Respuesta a Desastres desde hace tiempo.

Existe también el llamado Consejo de Europa, que cuenta con el Acuerdo Parcial Abierto del Consejo de Europa para los Riesgos Mayores, en el que veinticinco países aúnan estrategias para situaciones de catástrofe.

Con respecto a la actuación y cooperación para con países Iberoamericanos, existen también acuerdos en los que se procura la cooperación científica y técnica en materia de gestión de desastres, ayudando a los países Iberoamericanos en su formación en materia de catástrofes y situaciones de crisis. Desde 1997 han sido numerosos los encuentros, congresos y conferencias internacionales celebradas entre asociaciones Iberoamericanas y Europeas de Protección Civil.

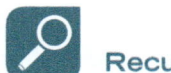 **Recuerde**

La sección de Protección Civil del SAMUR (Madrid) ha intervenido en catástrofes en países como Perú, Chile, Haití, Marruecos, El Salvador o Indonesia. SUMMA 112 tomó parte en los terremotos de Turquía, Argelia, Irán, Sumatra, Paquistán, Java y Haití, entre otros. El SEM (Cataluña) también prestó ayuda en el terremoto de Haití.

## 3.4. La Protección Civil en España

El pilar principal que ha dado lugar a que en España exista un sistema de Protección Civil totalmente capacitado es la coordinación entre distintas fuerzas, no solo en el momento de producirse las catástrofes, sino haciendo hincapié en la prevención de estas, y en el estudio profundo de las posibles causas y cómo se pueden reducir.

La figura de los Servicios de Emergencias Médicas ha sido clave, ya que, por norma, siempre que se produce una situación de crisis se altera el componente sanitario.

Hoy en día, en casi todas las comunidades autónomas españolas existen planes de emergencias, bajo los que se coordina la actuación de todos los servicios miembros de Protección Civil, que a su vez se relacionan de manera directa a los SEM, no solo con la intención de actuar en caso de necesidad, sino porque existe una formación continua que permite una total compenetración.

**Escudo de Protección Civil España. Existen diversos escudos según la localidad o la comunidad autónoma**

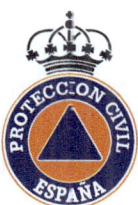

**Objetivos**

El Sistema Nacional de Protección Civil de España tiene como objetivos:

1. Informar y preparar a los ciudadanos a través de la autoprotección, además previniendo los casos de peligro mediante el conocimiento de las normas a seguir en cada caso.

2. Construir una organización que agrupe a todas las entidades públicas y privadas para el salvamento de las personas y sus bienes, en casos de calamidades o catástrofes.
3. Intervenir coordinadamente y con eficacia en las situaciones de grave riesgo, catástrofe o calamidad pública.
4. Formación del personal encargado de establecer criterios, evaluar planes o intervenir en situaciones de emergencia.

## Principios

Se plantea como principio que la actuación de Protección Civil debe estar enfocada a resolver los problemas que se presenten. Existen una serie principios operativos dirigidos a labores asistenciales inmediatas cuando se haya producido la situación catastrófica.

Son principios básicos:

- Coordinación, que es el principio fundamental, debiendo existir tanto entre servicios públicos como privados.
- Autonomía de organización y gestión, entre administraciones públicas en los distintos niveles.
- Complementariedad. Si una situación se puede resolver mediante los medios habituales no será preciso activar el servicio de Protección Civil. Nunca se deben duplicar los medios que prestan asistencia.
- Subsidiariedad. Se debe respetar siempre la jerarquía de mando, ya que es la manera protocolizada de trabajo en situaciones de catástrofe.
- Solidaridad, que es un principio fundamental para el trabajo en equipo.
- Integrabilidad. A la hora de incluir alguna organización o servicio dentro de Protección Civil debe ser imprescindible que tengan capacidad de integrarse de forma eficaz con otros estamentos, y esto deberá procurarlo la Administración competente.
- Información. Debe ser precisa, real y completa, tanto antes como después de acaecer el desastre.
- Planificación. La forma de actuar de Protección Civil habrá de ser siguiendo una serie de planes que deben ser conocidos por los responsables de cada servicio. Sin ella, no sería posible la actuación ante catástrofes respetando los principios expuestos.

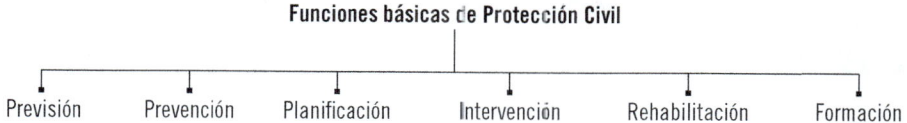

Funciones básicas de Protección Civil

Previsión    Prevención    Planificación    Intervención    Rehabilitación    Formación

## Funciones

Para conseguir que los daños producidos tras una situación de crisis sean mínimos, y que la situación se resuelva lo antes posible, el sistema de Protección Civil tiene bien delimitadas una serie de funciones que se detallan a continuación:

- **La previsión.** Consiste en el estudio y análisis de los riesgos, los agentes causantes y las consecuencias que se pueden derivar de ellos.
- **La prevención.** Se deben adoptar medidas que ayuden a disminuir el impacto de las situaciones de riesgo o incluso las evite.
- **La planificación.** Se basa en la elaboración e implantación de planes de emergencia que supongan una guía de actuación ante situaciones que así lo requieran.
- **La intervención.** En el momento en que se ha producido el hecho catastrófico, se debe conseguir un liderazgo que coordine todos los servicios que componen la Protección Civil, tanto protegiendo a los que no han sufrido aún daños, como a las víctimas y sus bienes.
- **La rehabilitación.** De la mano de las Administraciones se debe poner en marcha una serie de medidas que restablezcan la normalidad dentro de lo posible, tanto a nivel sanitario, social, económico y ambiental, como en cualquier otro aspecto que pueda verse afectado.
- **Formación.** Si los ciudadanos tienen conocimientos que les permita actuar o prevenir ante situaciones de crisis, se producirá un beneficio. Además, es función de los propios servicios de emergencias actualizar los conocimientos sobre los procedimientos a seguir en cada situación.

Existen otras funciones más explícitas, que se engloban dentro de estas seis, entre las que cabe destacar (dentro de la intervención) la petición de intervenir a la Unidad Militar de Emergencias, la cual no toma parte hasta que la situación sea difícil de manejar por parte de los servicios que ya prestan asistencia en el lugar.

## Importante

La UME es una fuerza militar conjunta de carácter permanente dentro de las Fuerzas Armadas, con la finalidad de intervenir de forma rápida en cualquier lugar del territorio español en casos de catástrofe, grave riesgo u otras necesidades públicas.

## Actividades

8. Si un servicio de urgencias recibe una alerta por un accidente de tráfico en el que ha habido un herido, señalar si cree que se debería activar el Plan de Emergencias.
9. Indicar si sería conveniente activarlo en un acontecimiento como una romería y por qué. Señalar a qué principios responderían ambos casos.

### Ámbitos de actuación

Son distintos los ámbitos de actuación que tiene el sistema de Protección Civil. Dentro de los niveles básicos, es la propia población, sin ningún tipo de conocimientos en la mayoría de los casos, quién dará la voz de alarma y procederá a prestar auxilio en los primeros momentos. Dentro de la sociedad además se engloban las agrupaciones de voluntarios de Protección Civil, que cuentan con una formación básica y una serie de funciones de apoyo a servicios superiores.

A nivel de los ayuntamientos existen diversos servicios que prestan asistencia a nivel local, como son la Policía Local, los servicios sanitarios, los bomberos (no en todas las localidades) y otros servicios como pueden ser técnicos de transporte sanitario, técnicos en telecomunicaciones, técnicos forestales, etc.

A nivel de las comunidades autónomas se pueden encontrar como miembros del servicio de Protección Civil los bomberos, servicios sanitarios de mayor alcance y mayores dotaciones técnicas, Policía Autónoma y otros servicios.

El último eslabón dentro del ámbito de actuación se establece a nivel estatal, con las Fuerzas Armadas (dentro de ellas la Unidad Militar de Emergencias), las fuerzas y cuerpos de seguridad del estado (Guardia Civil y Policía Nacional), los servicios sanitarios y servicios técnicos diversos, como escaladores o especialistas en buceo y rescates en lugares concretos como nieve, etc.

 **Aplicación práctica**

**Usted es voluntario de la agrupación de Protección Civil de una localidad en la que se ha producido un gran incendio en una zona de vegetación muy cercana a las viviendas, en una sierra que bordea la ciudad. Los voluntarios son requeridos para participar en las labores asistenciales.**

**Diga cuáles cree que serán las funciones que debe desempeñar en el lugar de los hechos y fuera de este.**

### SOLUCIÓN

Dentro de las labores que Protección Civil llevará a cabo en las tareas asistenciales del incendio que se describe, los voluntarios prestarán ayuda a los cuerpos profesionales que tomen parte en las labores de asistencia en el incendio. Dentro de la agrupación de voluntarios de Protección Civil también existirá una especie de clasificación dentro de los voluntarios, los cuales están apropiadamente formados para prestar ayuda en casos de emergencia. En este caso, se podrían poner a disposición de los bomberos una serie de voluntarios, formados en técnicas contraincendios, para colaborar en la intervención. Además, otra serie de voluntarios se podría encargar de la parte de logística, acercando al lugar de acción todo aquel material y provisiones que sean necesarios. Otro grupo de voluntarios, incluidos dentro del campo de la acción social, podría encargarse de acompañar y desalojar a las personas que tengan que abandonar sus casas por la proximidad del fuego, así como proporcionarles cuidados si los precisaran.

En el Puesto de Mando Avanzado, los voluntarios podrían colaborar en el campo de las telecomunicaciones asegurando que las transmisiones fueran adecuadas. Los servicios sanitarios podrán encargar a los voluntarios aquello que sea necesario en caso de tener que atender a víctimas. Dependiendo de la gravedad de la situación, los voluntarios sanitarios pueden incluso llevar a cabo el primer triaje en caso de desbordamiento de los profesionales.

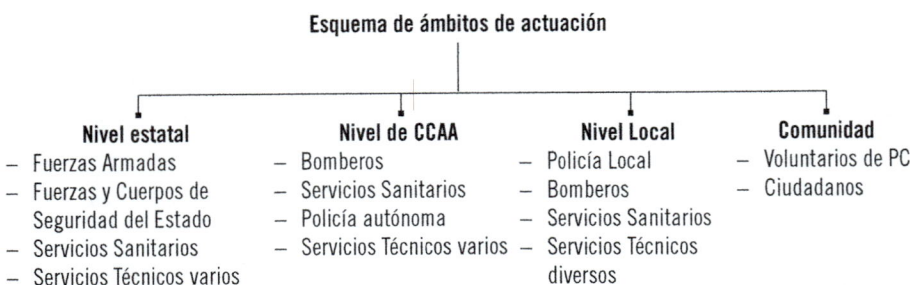

Esquema de ámbitos de actuación

| Nivel estatal | Nivel de CCAA | Nivel Local | Comunidad |
|---|---|---|---|
| − Fuerzas Armadas | − Bomberos | − Policía Local | − Voluntarios de PC |
| − Fuerzas y Cuerpos de Seguridad del Estado | − Servicios Sanitarios | − Bomberos | − Ciudadanos |
| − Servicios Sanitarios | − Policía autónoma | − Servicios Sanitarios | |
| − Servicios Técnicos varios | − Servicios Técnicos varios | − Servicios Técnicos diversos | |

## 3.5. Normativa Legal

Hasta el año 2015, en España la actividad de Protección Civil se regulaba principalmente por la Ley 2/1985, de 21 de enero, la cual entró en vigor muy posteriormente en 1990, por problemas con un artículo de la Constitución Española, en concreto, el artículo 30 que dice así:

*"mediante ley, podrán regularse los deberes de los ciudadanos en los casos de grave riesgo, catástrofe o calamidad pública."*

Fue en 2015 cuando entró en vigor la nueva **Ley 17/2015 de Sistema Nacional de Protección Civil, de 9 de julio.** Según establece esta en su preámbulo, la anterior Ley 2/1985, constituyó una base para desarrollar la normativa estatal en el contexto de la época, donde se comenzaban a desarrollar las competencias autonómicas. Esta nueva ley, nace con el objetivo de reforzar los mecanismos que ayuden a mejorar y sacar el mejor partido posible a los elementos que conforman todos los protocolos y organismos intervinientes en el contexto de catástrofes de toda índole en nuestro país, regulando a su vez una serie de derechos y deberes mínimos de los ciudadanos españoles en el contexto de la Protección Civil.

Fueron otras las normativas desarrolladas hasta esta fecha, por la cual se regulaba la actuación en caso de catástrofe.

La propia Ley 17/2015, de 9 de julio, del Sistema Nacional de Protección Civil estableció que debía desarrollarse en otra normativa Norma Básica de Protección Civil, en la cual se actualizarían las directrices básicas de planificación para que todos los planes de las diferentes Administraciones públicas fueran actualizadas y elaboradas siguiendo un modelo homogéneo y coherente, de manera que se redactó y publicó el Real Decreto 524/2023, de 20 junio, por el que se aprobó dicha Norma Básica de Protección Civil.

Existen numerosas normas básicas que regulan el tipo de actuación a desempeñar en casos como incendios, alertas nucleares, terremotos, riesgos químicos, elaboración de simulacros y otros desastres tanto naturales como de origen humano, las cuales se enumerarán más adelante, pero todas ellas partiendo de las directrices de la Norma Básica establecida en el Real Decreto 524/2023, de 20 de junio.

De entre las resoluciones, decretos, órdenes y leyes que regulan algún aspecto de la Protección Civil a nivel estatal, se pueden destacar:

- Ley 17/2015, de 9 de julio, del Sistema Nacional de Protección Civil, considerada la principal línea jurídica en torno a Protección Civil, y que establece las directrices a través de las cuales habrán de desarrollarse el resto de normativas relacionadas con la materia.
- Ley 45/2015, de 14 de octubre, de Voluntariado que regula el marco jurídico en torno a la figura y atribuciones de los voluntarios en diversos ámbitos, incluidos los de protección civil.
- Real Decreto 524/2023, de 20 junio, por el que se aprobó dicha Norma Básica de Protección Civil, en la cual se actualiza la vigencia de numerosos planes de emergencias y sus alternativas actualizadas y cohesionadas para toda la nación.
- Real Decreto 840/2015, de 21 de septiembre, por el que se aprueban medidas de control de los riesgos inherentes a los accidentes graves en los que intervengan sustancias peligrosas.
- Resolución de 16 de diciembre de 2020, de la Subsecretaría, por la que se publica el Acuerdo del Consejo de Ministros de 15 de diciembre de 2020, por el que se aprueba el Plan Estatal General de Emergencias de Protección Civil.
- Resolución de 29 de marzo de 2010, de la Subsecretaría, por la que se publica el Acuerdo de Consejo de Ministros de 26 de marzo de 2010, por el que se aprueba el Plan estatal de protección civil ante el riesgo sísmico.
- Resolución de 30 de enero de 2013, de la Subsecretaría, por la que se publica el Acuerdo de Consejo de Ministros de 25 de enero de 2013,

por el que se aprueba el Plan estatal de protección civil ante el riesgo volcánico.

■ Resolución de 2 de agosto de 2011, de la Subsecretaría, por la que se publica el Acuerdo del Consejo de Ministros de 29 de julio de 2011, por el que se aprueba el Plan estatal de protección civil ante el riesgo de inundaciones.

■ Resolución de 21 de marzo de 2023, de la Subsecretaría, por la que se publica el Acuerdo por el que se establecen normas de seguridad básicas para la protección contra los peligros derivados de la exposición a radiaciones ionizantes en el ámbito de la protección civil.

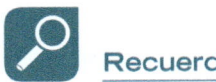 **Recuerde**

La Ley 17/2015, de 9 de julio, del Sistema Nacional de Protección Civil, estable en su preámbulo la utilidad de esta como instrumento de seguridad para la ciudadanía, enfocado la prevención y protección de la ciudadanía, y valiéndose de los datos y experiencias adquiridos en las últimas décadas gracias a leyes anteriores y planes de emergencias que han ayudado a reducir el número de víctimas en diversas situaciones de catástrofe en nuestro país.

## 4. Unidades de apoyo al desastre

Las Unidades de Apoyo al Desastre (UAD) funcionan como organismo estratégico dentro del sistema político español en el campo de la Protección Civil. Se caracterizan por una perfecta coordinación y por tener unos medios físicos de gran categoría para llevar a cabo labores de protección siempre en caso de grave desastre. Su acción la desarrollan de forma voluntaria y altruista, y no solo en situaciones dentro de la geografía española, sino también en otros países en caso de que sean requeridas. Las UAD además también encuentran organismos paralelos tanto a nivel europeo como a nivel mundial, que tienen un mecanismo de funcionamiento y unas funciones similares.

Uno de sus principios básicos es la previsión tanto de medios materiales como humanos, para que estén equipadas apropiadamente. Siempre actuarán bajo las directrices de las autoridades competentes, de forma inmediata una vez se movilicen sus fuerzas. Hay ciertas funciones para las que están especializadas, ayudadas por un equipamiento adecuado para dichas funciones. Tienen una capacidad de trabajo de forma autosuficiente, por la cual pueden prestar servicios hasta setenta y seis horas en el área afectada. No pueden permanecer en el lugar de operaciones más de quince días e igual que otros estamentos que integran la Protección Civil, funcionan con una estructura organizada jerárquicamente, actuando de forma planificada al máximo, siguiendo procedimientos operativos y homogéneos.

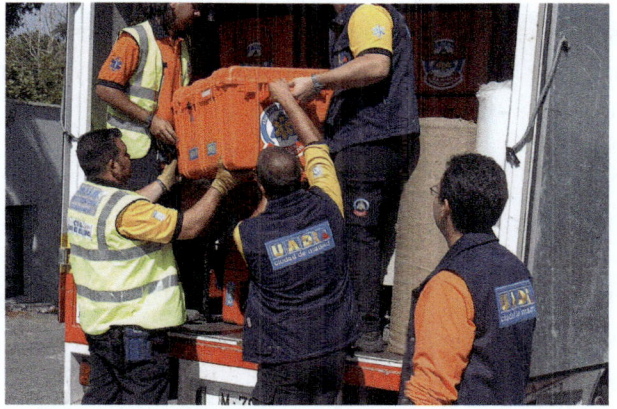

*Miembros de una Unidad de Apoyo al Desastre transportando material necesario para la actuación en una catástrofe.*

## 4.1. Objetivos

Son diversas las funciones que tienen las Unidades de Apoyo al Desastre que se desplazan a las zonas donde ocurren catástrofes.

Tienen un importante papel en cuanto a asegurar la coordinación junto con el Centro Coordinador que se esté encargando de la emergencia.

Sus objetivos son:

- Deben dirigir sus propias actividades, teniendo en cuenta los diversos servicios que pueden prestar.
- Otro de sus objetivos es la previsión y evaluación de los riesgos y las necesidades que se presenten relacionadas con la causa de la catástrofe.
- Han de colaborar en las labores de localización y salvamento de las víctimas.
- Evaluarán las necesidades derivadas de la catástrofe tras haberse producido, a corto y a medio plazo.
- Instalarán los medios sanitarios para procurar la estabilización de los pacientes y recuperación de los que no hayan sido o no puedan ser trasladados.
- En caso de riesgos nucleares, biológicos o químicos deben establecer sistemas de telecomunicaciones en los que se incluyan otros miembros del equipo que prestan socorro en el lugar.

## 4.2. Estructura organizativa y funcional

Como se ha comentado, las UAD dependen del Ministerio del Interior, el cual se encuentra por encima de la Dirección General de Protección Civil.

El Ministerio del Interior apoyará la constitución de las UAD mediante convenios de colaboración tanto con organismos públicos como privados.

La estructura jerárquica de las Unidades va a depender de la propia estructura de los grupos que la compongan; es decir, se formará con personas dentro de distintas disciplinas que de forma voluntaria participarán en estas unidades especiales.

Estos convenios tienen diversos fundamentos, que tienen como principales objetivos la formación continua del personal así como la obtención de una dotación suficiente para llevar a cabo la intervención en caso de emergencia.

Al margen de la estructura organizativa interna de cada grupo asistencial que participa en las UAD, se debe tener en cuenta que estas deben respetar la jerarquía de mando que se establece en el sitio de la catástrofe, como es el responsable dentro del Puesto de Mando Avanzado.

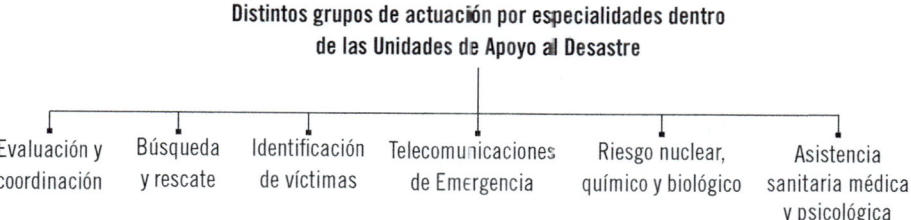

**Distintos grupos de actuación por especialidades dentro de las Unidades de Apoyo al Desastre**

| Evaluación y coordinación | Búsqueda y rescate | Identificación de víctimas | Telecomunicaciones de Emergencia | Riesgo nuclear, químico y biológico | Asistencia sanitaria médica y psicológica |
| --- | --- | --- | --- | --- | --- |

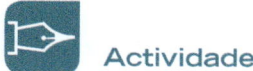

## Actividades

10. Señalar si cree que cualquier persona puede entrar a formar parte de las UAD, y si la persona que quiera ser voluntaria y no desea desplazarse al extranjero para prestar ayuda en caso de catástrofe se le podrá obligar a ir una vez haya dado su consentimiento.

## 4.3. Componentes

Pueden formar parte de las Unidades de Apoyo al Desastre todos aquellos que estén dentro de grupos asistenciales que pueden participar con sus conocimientos y formación para dichas situaciones. Además las personas deben tener la nacionalidad española o ser extranjeros residentes en España, y, por supuesto, mayores de edad. La experiencia debe estar acreditada y probada.

## Nota

La Unidad Militar de Emergencias se moviliza como la UAD en situaciones de extrema calamidad, pero sus efectivos sí se encuentran entrenados y pertenecen al ejército.

La participación se hará de forma voluntaria y gratuita, y deberá realizarse un documento por escrito, plasmando un compromiso con el Ministerio del Interior, en el que se describirán sus funciones y la duración del compromiso.

Todas las personas, miembros de la disciplina que sea, tendrán cobertura sanitaria y en caso de accidentes con resultados de daños físicos o psíquicos, o en caso de muerte, siempre y cuando este accidente se produzca en el ejercicio de la ayuda a la catástrofe, tanto en España como en el extranjero.

Los componentes de la unidad tienen derecho a manutención, transporte y alojamiento mientras dure la actuación sobre la catástrofe o mientras estén participando en actividades de formación.

Se establece que los miembros de las Unidades de Apoyo al desastre, en caso de estar contratados por parte de alguna Administración pública, o servicios de salud adscritos, como pueden ser médicos, enfermeros, bomberos, policías, etc., verán respetados sus salarios, y su participación en las actividades de la UAD podrá considerarse como parte de los méritos a valorar en procesos selectivos como oposiciones o bolsas de trabajo públicas de las distintas administraciones.

Todas las actividades de formación serán reguladas por la Dirección General de Protección Civil, y serán impartidas en la Escuela Nacional de Protección Civil. Estos cursos formativos serán acreditados mediante certificados de participación.

## 4.4. Dotación material

Todos los gastos derivados de la movilización de la UAD correrán por cuenta de la Dirección General de Protección Civil y Emergencias. Se incluyen tanto los costes de equipamiento básico, como las actividades de formación y los ejercicios de prácticas, los cuales están regulados por real decreto-ley.

También los gastos derivados de aseguramiento correrán por cuenta de este organismo si la actuación se presentara dentro del territorio español. En caso de que la intervención sea en el extranjero, los gastos correrán a cargo del Ministerio de Asuntos Exteriores. Todo el material que se preste a esta unidad será incluido como parte de los Presupuestos Generales del Estado. Así mismo, una serie de entidades colabora mediarte convenios con la aportación económica en casos de desastres.

Ya que todos los integrantes de las Unidades de Apoyo al Desastre forman parte de cualquier otra sección de Protección Civil (bomberos, equipos de emergencias como SAMUR o 061, personal de los cuerpos de seguridad del estado), muchos de los recursos con los que van a trabajar vienen facilitados por sus unidades.

No obstante, las Unidades de Apoyo al Desastre deben estar provistas de tres grupos de recursos materiales:

- **Material personal:** que consta de una mochila, indumentaria y/o uniforme adecuado a cada especialidad, unidades nutricionales individuales, material de higiene básico, etc.
- **Material específico:** en el que cada profesional tendrá lo necesario para actuar. Los sanitarios, por ejemplo, contarán con material de asistencia como gasas, sueros, material de canalización de vías, material de aislamiento de la vía aérea, medicación, tensiómetros y material de exploración, entre otros. El personal de rescate, por su parte, contará con material de señalización y balizamiento, cizallas y sistemas neumáticos para desescombro y retirada de objetos pesados, sopletes, extintores y otros materiales muy diversos.
- **Material logístico y de apoyo:** como dispositivos de comunicación interna y externa, ordenadores y sistemas tecnológicos, baterías, linternas, material de alimentación, pastillas potabilizadoras, agua, etc.

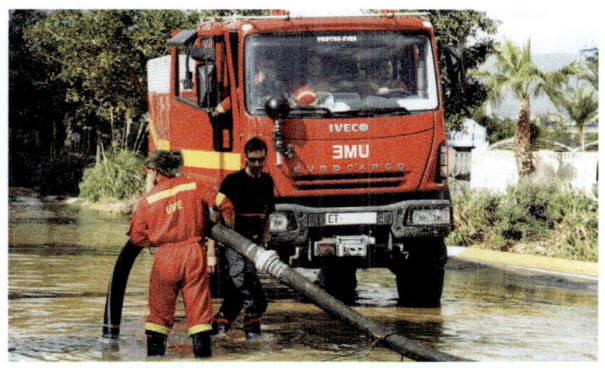

*UME asistiendo en una inundación, con un equipo propio de desatranque.*

## 5. Resumen

Los Servicios de Emergencias Médicas (SEM) son un sistema bien delimitado, que funciona como una cadena, valiéndose de una serie de recursos tanto organizativos como individuales, de personal médico y sanitario, que prestan cuidados en situaciones de emergencia.

Los SEM tienen que ser accesibles, eficaces, deben tener calidad en los procedimientos que lleven a cabo y garantizar continuidad asistencial.

Existen dos modelos de emergencias principales: el anglo-americano, en el que la asistencia en la calle la hacen los paramédicos; y el español, el cual se basa en la recepción de la llamada y la asistencia in situ, dependiendo de la gravedad, por parte de personal cualificado.

Dentro de los fundamentos básicos de coordinación en caso de crisis, se encuentra el tiempo de respuesta, que debe ser lo menor posible para obtener unos resultados óptimos. En el área de crisis, esta coordinación se hará desde el Puesto de Mando Avanzado, que tendrá como misión coordinar a todos los servicios asistentes en la zona de la catástrofe, con un responsable médico como cabecilla.

La Protección Civil es un servicio público que se orienta al estudio y prevención de las situaciones de grave riesgo colectivo, catástrofe extraordinaria o calamidad pública, en la que pueda peligrar de forma masiva la vida e integridad de las personas, y también a la propia protección de estas y sus bienes en los casos en que dichas situaciones se produzcan.

**Ejercicios de repaso y autoevaluación**

**1. Una emergencia es:**

    a. Pérdida brusca de la salud sin peligro de muerte.
    b. Aparición fortuita en cualquier lugar de un problema de etiología diversa y gravedad variable que genera la vivencia de necesidad de atención por parte del sujeto o de su familia.
    c. Pérdida brusca de la salud, que conlleva a una situación crítica que debe tratarse para evitar la muerte.
    d. Aparición brusca de la falta de salud que conlleva a una situación crítica que en caso de no ser tratada puede derivar en muerte.

**2. De las siguientes frases, diga cuáles son verdaderas o falsas con respecto a los SEM:**

    a. Se caracterizan por una serie de recursos individuales.

        ☐ Verdadero
        ☐ Falso

    b. Se sirven tanto de dispositivos móviles como fijos

        ☐ Verdadero
        ☐ Falso

    c. Precisa coordinación y un inicio simultáneo de todos los intervinientes.

        ☐ Verdadero
        ☐ Falso

    d. De los objetivos que tienen los SEM, la accesibilidad debe procurar que con la forma de actuar se obtengan un tiempo de reacción y de atención lo menor posible.

        ☐ Verdadero
        ☐ Falso

3. **El sitio físico donde se encuentran los profesionales destinados a la atención de las llamadas y en el que en ciertos lugares el responsable es un médico se denomina...**

    a. ... Centro Coordinador de Urgencias y Emergencias.
    b. ... Centro Receptor de Llamadas.
    c. ... Centro de despacho de llamadas.
    d. ... Puesto de Mando Avanzado.

4. **Relacione los distintos vehículos de transporte sanitario con los que cuentan los SEM, con el tipo de pacientes que podrán trasladar.**

    a. Paciente inconsciente, con traumatismo craneoencefálico, porta respiración artificial y sueroterapia.
    b. Persona que tras ser estabilizada en urgencias de un hospital de segunda categoría, precisa ser visto por otros especialistas de un hospital de primera categoría.
    c. Paciente que ha sufrido una caída, se ha levantado por su propio pie y quiere ser visto en un centro de urgencias.
    d. Paciente que se ha precipitado desde un acantilado sobre unas rocas en un lugar muy alejado por carretera de un centro hospitalario.
    e. Persona mayor que quiere que se le atienda en su casa por un dolor lumbar.

    __ Helicóptero.
    __ Ambulancia de Soporte Vital Básico.
    __ UVI móvil.
    __ Vehículo médico para asistencia a domicilio.
    __ Ambulancia de Soporte Vital Intermedio.

5. **¿En qué modelo de asistencia médica se contempla que la actuación ante la emergencia médica se debe iniciar en el ámbito prehospitalario, de la mano de personal paratécnico, para ser asistidos los afectados de forma inmediata por los médicos del nivel intrahospitalario.**

    a. Modelo anglo-americano.
    b. Modelo español.
    c. Modelo franco-germano.
    d. Todas las opciones son incorrectas.

6. ¿Cuál de las siguientes opciones no es una característica de los órganos coordinadores en el área de crisis?

    a. Deberá estar siempre al mando un médico coordinador desde el centro coordinador, pero una vez en la zona de crisis se establecerá un bombero para cumplir con las funciones de coordinador.

    b. Se establecerá un Puesto de Mando Avanzado en el lugar del desastre, desde donde se llevará a cabo la coordinación.

    c. Si no hay un médico que pueda hacerse cargo de la coordinación, lo hará la persona sanitaria con mayor experiencia en situaciones similares.

    d. El coordinador deberá delegar la responsabilidad de las comunicaciones, tanto para con todos los que estén trabajando en la zona de la catástrofe como para con el Centro Coordinador, el cual deberá conocer los pormenores de la situación para valorar la necesidad de un mayor despliegue de fuerzas.

7. ¿Cuál de las siguientes afirmaciones no es cierta con respecto al sistema de despacho de llamada?

    a. Está atendido por teleoperadores.

    b. Las llamadas se gestionan a través de un sistema informático.

    c. Las llamadas, con los datos que se recogen en ellas, no son grabadas ni almacenadas para preservar la privacidad de la persona que solicita la ayuda.

    d. Tiene como ventaja que al localizarse la llamada se puede establecer de forma concreta el lugar desde el que se está realizando la petición de socorro.

8. De los siguientes procedimientos a seguir por el centro receptor de llamadas ante una situación de crisis, ¿cuál es verdadero?

    a. Se debe posponer la evaluación del impacto que la situación tendrá sobre la salud pública y el medioambiente.

    b. Se deberán estimar los recursos necesarios para la prestación de ayuda sanitaria siempre a la baja.

    c. La vigilancia de la seguridad y protección de las personas que intervienen en la catástrofe no se debe tener en cuenta ya que son profesionales.

    d. Se debe proceder a la evaluación de los riesgos ambientales derivados como derrumbes, escapes de gas, etc.

9. **Diga si son verdaderas o falsas las siguientes afirmaciones:**

   a. La víctima que sea catalogada en el primer triaje o clasificación con el color rojo será de poca gravedad.

      ☐ Verdadero
      ☐ Falso

   b. El responsable de la clasificación secundaria de las víctimas deberá actuar de forma rápida, sin entretenerse en registrar por escrito los tratamientos que haya aplicado a las víctimas.

      ☐ Verdadero
      ☐ Falso

   c. La primera asistencia a los pacientes deberá prestarse en zonas seguras.

      ☐ Verdadero
      ☐ Falso

10. **Dentro de la jerarquía de la comunicación en situaciones de crisis...**

    a. ... los grupos de intervención, orden, sanitario, asistencia técnica y logístico se encuentran al mismo nivel jerárquico, por lo tanto deberán manejar la misma información.
    b. ... el gabinete de información dependerá de la información que salga del Puesto de Mando Avanzado.
    c. ... el director del Plan de Emergencias y del Grupo Logístico serán los máximos responsables a la hora de manejar la información y tomar las decisiones de qué datos deben conocerse.
    d. ... el Centro de Coordinación de Emergencias será quien preste información exclusivamente al grupo de intervención y al grupo sanitario.

11. **La Protección Civil es:**

    a. Una agrupación de personal voluntario que participa en labores de asistencia cuando las autoridades requieren sus servicios, además de tomar parte en labores preventivas.
    b. Un servicio público orientado al estudio y prevención de situaciones de riesgo, y a la actuación sobre las que puedan suceder.

c. El organismo encargado de garantizar la seguridad de la ciudadanía.
d. Parte del Ministerio de Defensa.

12. **Diga si son verdaderas o falsas las siguientes afirmaciones:**

a. En 1976 se adoptó en Ginebra el Protocolo de Protección de las Víctimas de Conflictos Armados Internacionales.

☐ Verdadero
☐ Falso

b. En España se desarrolla en 1941 el Protocolo de Ginebra, de la mano de entidades religiosas.

☐ Verdadero
☐ Falso

c. En 1992 es cuando entra en vigor la primera Norma Básica de Protección Civil.

☐ Verdadero
☐ Falso

13. **Las funciones de Protección Civil son la previsión, la prevención, la planificación, la intervención, la formación y la rehabilitación. De todas ellas, ¿cuál tiene como base la elaboración e implantación de planes de emergencia que supongan una guía de actuación en situaciones críticas?**

a. La formación.
b. La previsión.
c. La planificación.
d. La intervención.

14. ¿Cuál de los siguientes acciones es un objetivo del Sistema Nacional de Protección Civil?

    a. La coordinación.
    b. La solidaridad.
    c. La autonomía de organización y gestión.
    d. La formación.

15. Señale si las siguientes frases son verdaderas o falsas, con respecto a las Unidades de Apoyo al Desastre:

    a. Son un organismo estratégico dentro del sistema político de las Autonomías.

        ☐ Verdadero
        ☐ Falso

    b. Dentro de sus objetivos está la previsión y la evaluación de los riesgos y las necesidades que se presenten relacionadas con la causa de la catástrofe.

        ☐ Verdadero
        ☐ Falso

    c. Dentro de su estructura se puede encontrar una unidad de evaluación y coordinación, una de búsqueda y rescate, identificación de víctimas, telecomunicaciones de emergencias y, por último, una unidad de riesgos nucleares, químicos y biológicos.

        ☐ Verdadero
        ☐ Falso

Capítulo 3

# Ayuda humanitaria

# Contenido

# 1. Introducción

Cuando se habla de ayuda humanitaria existen otros términos que se utilizan como sinónimos, como acción humanitaria, ayuda de emergencia y socorro humanitario.

En este capítulo se explican los principios, procedimientos e instituciones de ayuda humanitaria. Además se hará hincapié en la normativa que la regula.

Por otro lado, también se describen las instituciones internacionales que prestan ayuda humanitaria, la legislación básica que regula el derecho humanitario internacional, el concepto y características de los campamentos humanitarios o de refugiados y la gestión de suministros. Para finalizar, se estudiará la llamada Carta Humanitaria y las Normas Mínimas, que regulan las directrices en distintas materias como abastecimiento, agua, saneamiento, nutrición, refugio y servicios de salud en situaciones humanitarias.

# 2. Definición

La ayuda humanitaria se puede definir como un conjunto diverso de acciones de ayuda a las víctimas de desastres, orientadas a aliviar su sufrimiento, a garantizar su subsistencia, proteger sus derechos fundamentales y defender su dignidad, así como en ocasiones para frenar el proceso de desestructuración socioeconómica de la comunidad y preparar a esta ante desastres naturales. Esta extensa definición viene dada por autores especialistas en la materia del Instituto de Estudios sobre Desarrollo y Cooperación Internacional. La ayuda o acción humanitaria se pondrá en marcha tanto en situaciones desencadenadas por desastres naturales como ante guerras y situaciones bélicas.

La ayuda humanitaria puede ser tanto de carácter nacional como internacional, siendo la ayuda de carácter internacional solicitada por la Administración de la nación afectada, la cual debe aceptar las condiciones que se le impongan desde fuera para recibir dicha ayuda.

Existe una serie de objetivos que deben ser tomados como básicos en la acción humanitaria:

- Se deben cubrir los servicios y bienes básicos para procurar la supervivencia de las víctimas (abrigo, agua potable, alimentos, sanidad, etc.).
- Evitar que la población afectada se vuelva más vulnerable a los peligros, así como paliar la desestructuración socioeconómica.
- Prever riesgos de desastres naturales y catástrofes.
- Llevar a cabo una rehabilitación temprana en caso de daños, para evitar el hacinamiento y los movimientos de personas hasta zonas lejanas (esto provoca que aumente la incertidumbre y el caos).

Otra de las características importantes es que tanto la ayuda material como la humana que se preste entre países se hace de forma totalmente gratuita.

 **Recuerde**

El Instituto de Estudios sobre Desarrollo y Cooperación Internacional se encuentra en el País Vasco, y es una organización sin ánimo de lucro, de carácter universitario, que trabaja para desarrollar y fomentar estrategias correctas de cooperación internacional. Entre sus integrantes y profesorado se incluyen grandes nombres dentro del panorama internacional de investigación en ayuda humanitaria.

## 3. Principios y procedimientos

Existen una serie de principios que sirven como base para la regulación de la prestación de ayuda humanitaria, y que deben ser respetados por todas las organizaciones que la presten, así como una serie de procedimientos a seguir por estas.

## 3.1. Principios

Estos principios humanitarios constituyen una puesta en común de las directrices mínimas a seguir por quienes prestan ayuda humanitaria. Se debe señalar que no existe ninguna norma o precepto jurídico que obligue a su cumplimiento o a su adhesión por parte de las organizaciones, y el hecho de no llevarlas a cabo no está penado judicialmente, de ahí que existan ciertas organizaciones que se aprovechan de esta carencia legislativa. Fue después de las dos Guerras Mundiales cuando se comenzaron a consolidar como la base que debe regular la acción humanitaria.

A continuación, se describe cada uno de los principios, además de los llamados principios adicionales.

### Humanidad

Este principio postula que se debe proporcionar un trato respetuoso hacia el individuo, salvaguardando su dignidad humana, procurando que el sufrimiento vital que padece le sea aliviado siempre que se preste ayuda humanitaria.

El principio de la humanidad se expande dando lugar al principio de "imperativa humanitaria", el cual además abarca el derecho de recibir y dar ayuda humanitaria, estableciendo que la obligación de la comunidad internacional es prestar ayuda donde sea necesario.

**Datos de desplazados y refugiados a finales de 2023 en el mundo**

| | |
|---|---|
| 117,3 | Millones de personas desplazadas por la fuerza |
| 68,3 | Millones de desplazados internos (el 58 % del total de los desplazados) |
| 43,4 | Millones de refugiados en el mundo |

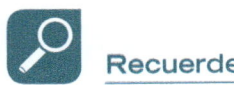

## Recuerde

La Convención sobre el Estado de los Refugiados (Ginebra, Suiza) de 1951 tuvo repercusión internacional y estableció la definición de refugiado así como las directrices por las que a un individuo se le puede conceder asilo político y a quienes no se les debe conceder, como son los criminales de guerra.

## Imparcialidad

Según este principio, la acción humanitaria no deberá ser discriminatoria por ninguna razón de raza, sexo, ideología política o religión. Deberá buscarse en todos los casos ayuda para cubrir las necesidades sean del tipo que sean, sin hacer distinciones.

Dos de los elementos que podrían definir la imparcialidad son la no discriminación y la proporcionalidad.

Existen casos en los que se permite no aplicar este principio, como, por ejemplo, a los criminales de guerra.

## Neutralidad

En una situación bélica quien presta la ayuda humanitaria debe evitar ponerse de parte de cualquiera de los bandos que se encuentren en conflicto, evitando además compromisos con ninguno de los implicados.

Existen una serie de consideraciones negativas que se derivan del principio de neutralidad:

- Según algunos estudios, la ayuda humanitaria refuerza económicamente o políticamente a los causantes de los conflictos bélicos, ya que estos manipulan la ayuda.
- En ocasiones es necesario crear acuerdos con las partes del conflicto para garantizar el acceso a las víctimas.

- La ayuda humanitaria sirve como sustituto de la acción que los estados occidentales deben prestar en situaciones de crisis.
- En los conflictos bélicos, un amplio porcentaje de la población emplea la violencia, y no se pueden distinguir a los militares de la población civil.
- Algunos trabajadores que prestan ayuda humanitaria necesitan protección armada por la peligrosidad de la situación.

 ## Recuerde

Son muchos los riesgos a los que se exponen las personas que forman parte de las ONG y organizaciones de ayuda humanitaria en el terreno de conflicto, y siguen siendo comunes los ataques hacia estos. Por ejemplo, el 2 de abril de 2024, un convoy de cooperantes de la organización *World Central Kitchen,* que gestiona el chef español José Andrés, fue atacado en Deir al Balah (Gaza), en el que fueron asesinadas siete personas de distintas nacionalidades.

 ## Actividades

1. Señalar si cree que sería correcto prestar ayuda humanitaria en un campamento de prisioneros militares que han participado en un conflicto armado contra la población civil.
2. Averiguar qué principios se vulnerarían en caso de no hacerlo.

### Independencia

Todas las organizaciones que prestan ayuda humanitaria llevan a cabo su funciones desde su propia ideología y tomando sus propias decisiones, sin tener en cuenta condicionamientos políticos ni en sus países de origen ni en aquellos a los que dirigen su ayuda.

Se pueden dar todo tipo de situaciones. Por ejemplo, en 2010, después de que el terremoto de Haití devastara casi todo el país, se llevó a cabo una campaña de recogida de donativos. Organizaciones como Médicos sin Fronteras y Oxfam tuvieron que cerrar la campaña de recaudación debido a la inmensa cantidad de dinero que se donó (se estima que unos 2.000 millones de dólares, aunque no todo llegó). En el extremo opuesto, está la hambruna que azota el cuerno de África desde 2010, donde se estima la necesidad de 60 millones de dólares para dar cobertura a las necesidades de la población, pero que no se consigue recaudar a pesar de que se trata de un periodo de tiempo mucho mayor para conseguirlo.

## 3.2. Procedimientos

Existen una serie de procedimientos a seguir por los estados para prestar o solicitar ayuda humanitaria en casos de desastres, emergencias o situaciones de crisis.

Por parte del **país receptor** de la ayuda (damnificado):

- Solo se solicitará ayuda en caso de que la magnitud del desastre haya sobrepasado las capacidades de la nación.
- Para conocer el alcance deberá realizar una evaluación de daños y analizar las necesidades, para saber si los recursos de que dispone el país son suficientes.
- Todas las donaciones que sean aceptadas por el país deberán ser controladas por las autoridades y de carácter no reembolsable.
- El país damnificado puede solicitar lo que crea necesario y rechazar en caso de ofrecimiento aquello que no estime oportuno (porque disponga de ello).
- Deberá indicar los lugares disponibles para que la ayuda llegue (puertos, aeropuertos, carreteras, etc.).
- Se emitirán comunicados para que se conozca a nivel internacional lo que sea necesario.

Por parte del **país que da la ayuda** los procedimientos serán básicamente:

- Antes de proceder a la asistencia deberá comunicarse con el país damnificado para conocer las necesidades.
- Se comunicará, consultando previamente con el gobierno qué ayuda se va a prestar.
- La asistencia que envíe será correctamente identificada.
- Se establecerán las condiciones de llegada y partida al lugar.

 Aplicación práctica

**Imagine que existe un conflicto armado en un mismo país, en el que dos bandos se encuentran luchando para que su cabecilla ascienda al poder de una forma no democrática. En este país, llamado A, más de la mitad de la población ha perdido sus casas y viaja a otras zonas para evitar el peligro. En el lugar del conflicto se han destruido hospitales y los combatientes necesitan asistencia tanto sanitaria como de otras materias básicas. Las personas que han huido lo hacen hacia el país B, el cual no tiene la misma religión, y son rechazados. Solo una organización presta asistencia en el país, y esta se vincula con un movimiento religioso importante, que intenta imponer sus costumbres a los refugiados. Piense qué principios de la ayuda humanitaria se están violando, y si estarían justificadas las acciones llevadas a cabo.**

### SOLUCIÓN

Según el principio de humanidad, se debe prestar asistencia a todo el mundo, evitando el sufrimiento, de manera que se debería auxiliar a los combatientes, aunque también se podrían considerar criminales de guerra si han atentado contra la población civil, y no sería ilegal denegarles la ayuda.

En base a este mismo principio, en el país B deberían recibir a los desplazados y prestarles ayuda humanitaria; pero han violado el principio de imparcialidad, el cual obliga a no hacer distinciones en base a razas, sexo, ideología política ni religiosa. La organización que está prestando ayuda en el lugar, a pesar de estar vinculada a una orden religiosa, debe hacer honor al principio de neutralidad, dando asistencia sin presionar a las víctimas por ser de condición religiosa distinta.

Además, bajo este principio no debe ponerse de parte de ninguno de los bandos que puedan existir. Si bien es cierto, que el principio de independencia les salvaguarda para tener su propia ideología, aunque esto se debe hacer mientras no se vulnere la obligación de prestar socorro de forma universal.

# 4. Instituciones internacionales de ayuda humanitaria

Cada desastre natural, cada conflicto bélico y, en definitiva, cada situación de emergencia y crisis que sucede se ve condicionada por diversas variables dependiendo a qué país o a qué región afecte. Se estipula que dada una situación catastrófica, la primera ayuda debe provenir del propio país afectado, pero en la mayoría de los casos no se puede cubrir ni una mínima parte de las necesidades derivadas de la emergencia.

De esta forma, se estableció que una serie de organizaciones y agencias pudieran participar en las acciones humanitarias con los países damnificados en un contexto regulado internacionalmente. A continuación, se describen las más importantes.

## 4.1. Organización de las Naciones Unidas (ONU)

Es la organización en la que se engloban todos los estados soberanos, los cuales se afilian de forma voluntaria con el objetivo de que exista paz en el mundo, procurando relaciones amistosas entre las naciones.

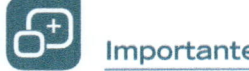

## Importante

La ONU se define como una asociación de gobierno global que facilita la cooperación en asuntos como el Derecho Internacional, la paz y seguridad internacional, el desarrollo económico y social, los asuntos humanitarios y los derechos humanos.

Se creó de forma oficial en 1945, iniciándose con 51 países, hasta alcanzar los 193 con los que cuenta en la actualidad.

Engloba dentro de su estructura una serie de organizaciones dedicadas a distintos ámbitos de ayuda internacional.

### Oficina de las Naciones Unidas para la Coordinación de Asuntos Humanitarios (OCHA)

Como primera responsabilidad, la CCHA valorará las necesidades que se deriven de una catástrofe una vez el país afectado solicite ayuda. Esta oficina se encarga de la coordinación de la ayuda entre el resto de agencias de la ONU, así como también trabaja sobre prevención y estrategias para minimizar los efectos de las catástrofes.

Supervisa también las financiaciones que se hacen para cada situación, controlando que exista la máxima transparencia.

### Programa de Naciones Unidas para el Desarrollo (PNUD)

La misión principal de la PNUD es trabajar junto con los países para que sean capaces de encontrar sus propios recursos y soluciones ante las trabas de desarrollo existentes, eliminando o reduciendo la pobreza, la enfermedad, el analfabetismo, la degradación del medioambiente y la discriminación de la mujer. Para ello, aboga por gobiernos democráticos que ayuden a cumplir estos objetivos.

### Programa Mundial de Alimentos (PMA)

Se creó en 1963 para dar asistencia alimentaria a países que tuvieran problemas de abastecimiento. Suministra principalmente alimentos básicos a aquel país que lo solicite, y ayuda además en labores de recuperación y rehabilitación de áreas de cultivo, ganadería, etc.

Emblemas de algunas de las oficinas más
importantes de la ONU: ACNUR, FAO y UNICEF

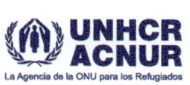 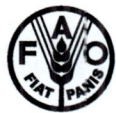 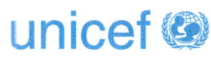

### Alto Comisionado de las Naciones Unidas para los Refugiados (ACNUR)

Esta organización humanitaria, creada en 1950, tiene dos objetivos principales: proteger a los refugiados y buscar soluciones a largo plazo para procurar que se reinicie su vida en un ámbito de normalidad.

Presta asistencia a nivel internacional, y tiene como base en la actividad asistencial el respeto por los derechos humanos de los refugiados, y no obliga a ninguno a retornar a su país si no lo consiente previamente.

### Fondo de Naciones Unidas para la Infancia (UNICEF)

UNICEF es el organismo de la ONU que tiene como objetivos la salud, la educación y el bienestar de los niños y las madres de los países en desarrollo, tanto en situaciones de crisis y desastres como de forma continuada, en lugares donde la integridad y los derechos de los niños corren peligro.

### Organización de las Naciones Unidas para la Agricultura y la Alimentación (FAO)

Presta asistencia ante situaciones de catástrofes con graves daños en explotaciones agrícolas y ganaderas, así como también trabaja en zonas deprimidas, que precisan asistencia técnica para sacar el máximo rendimiento a sus tierras y bienes, de forma que se incremente su capacidad productiva.

### Organización Mundial de la Salud (OMS)

Es un organismo dentro de la ONU, compuesto por 194 países, que se encarga de la gestión de las políticas de prevención, promoción e intervención en salud a nivel mundial

Las principales funciones de la OMS son:

- Liderazgo en temas cruciales para la salud y participación en alianzas cuando se requiere.
- Determinación de líneas de investigación y difusión de conocimientos valiosos.

- Establecer normas y promover y seguir de cerca su aplicación en la práctica.
- Formula opciones de política que aúnen los principios éticos, procurando que se haga desde una base científica fundamentada.
- Realiza el seguimiento en situaciones sanitarias de especial relevancia a nivel mundial, estableciendo las tendencias en materia de salud.

### Oficina de asuntos humanitarios de la Unión Europea (ECHO)

Supervisa y coordina las operaciones humanitarias fuera de la zona Europea, y colabora con ONG y con organismos de la ONU. Presta asistencia de emergencia tanto a nivel alimentario como ayuda a refugiados y desplazados. También se destina parte del presupuesto a la inversión en lugares de alto riesgo por la aparición de desastres y peligros varios.

**Organismos de ayuda internacional de la ONU**

OCHA. Coordinación entre organismos ONU.
PNUD. Desarrollo de países.
PMA. Alimentos.
ACNUR. Refugiados.
UNICEF. Infancia.
FAO. Agricultura y Alimentación.
OMS. Salud.

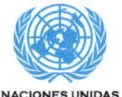

NACIONES UNIDAS

## Actividades

3. El año 2024 se declaró como el año Internacional de los Camélidos por la ONU, debido a la importancia que tiene su explotación en más de 90 países del mundo, especialmente en países en vías de desarrollo en zonas semiáridas de África y Asia. Reflexione por qué este grupo de animales puede tener tanta repercusión e impacto tanto a nivel económico, ecológico y cultural para un grupo de población tan amplio a lo largo del mundo como para que se planteen desde la ONU políticas y protocolos de reconocimiento y protección de estos animales.

**Movimiento Internacional de la Cruz Roja y la Media Luna Roja**

La Cruz Roja tiene su sede en Ginebra, y está formada por representantes de los países integrantes, siendo la organización humanitaria más antigua (nacida en 1863) y con presencia en grandes emergencias. Constituida por el Comité Internacional de la Cruz Roja y la Media Luna Roja, que cuenta con 191 sociedades nacionales en todo el mundo. Como objetivos tiene la provisión de alimentos, refugios, agua y saneamiento, suministros médicos, telecomunicaciones, trabajo de voluntariado e incluso hospitales que el mismo movimiento gestiona.

Cruz Roja, Media Luna Roja y Cristal Rojo son
los tres símbolos oficiales de la Cruz Roja

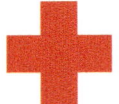 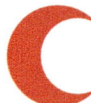 

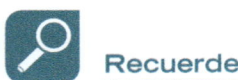 **Recuerde**

Henry Dunant, un empresario que por motivos de negocios presenció la batalla de Solferino (al norte de Italia y en su guerra de independencia), fue el fundador de Cruz Roja. Pensó que no era justo que miles de soldados yacieran en el campo tras la batalla. En 1863 aprobaron los primeros estatutos del movimiento con los mismos principios que tiene hoy.

## 4.2. Aplicación práctica sobre las instituciones internacionales de ayuda humanitaria

En 2012, se produjo una situación de emergencia extrema en la región africana del Sahel, afectando a países como Níger, Mauritania, Malí, Chad, Burkina Faso y, más levemente, Camerún y Senegal. En total, a principios del año, más de once millones de personas estaban afectadas por la grave sequía, que deriva en una situación de grave hambruna, afectando en su forma más severa a un millón de niños. La pobreza es la base sobre la que esta crisis humanitaria ha ido creciendo, el déficit de cultivos y pastos por la sequía, el aumento del precio de los alimentos y la vulnerabilidad por haber pasado otras crisis anteriores. Además, existen situaciones bélicas en estos países que han hecho que se hable de miles de desplazados y refugiados que ya contaban con carencias.

Diga qué organizaciones internacionales deberían prestar su ayuda humanitaria, y qué podrían aportar.

## Solución

La Organización de las Naciones Unidas debería ser la agencia responsable y coordinadora del resto de sus agencias, oficinas y programas específicos. Así, la OCHA recibirá de la ONU las directrices para tomar parte en la situación emergente de pobreza y sequía que se ha traducido en una hambruna mortal. La OCHA tiene un papel preventivo y preparativo ante los desastres, de manera que debería prever la forma de evitar que la situación se extienda hasta otros países, como ya está sucediendo en Camerún y Senegal. Esta coordinará los donativos y supervisará las aportaciones destinadas al caso.

En este caso, el PNUD no ha cumplido un objetivo primordial del programa que es la disminución de la pobreza, bien porque estos países del Sahel no hayan sido capaces de encontrar solución o bien por haber considerado que la situación ya no era solucionable.

El PMA y la FAO jugarán un papel fundamental en cuanto a recuperación de las labores agrícolas y ganaderas una vez sea posible, y suministrando alimentos mientras tanto para cubrir las necesidades de la población, dando la FAO además consejo de la forma en que se pueden recuperar las cosechas u otros medios de mantenerlas o mudarlas a zonas más fértiles. La situación ha provocado desplazados, los cuales deberán ser acogidos por organizaciones como ACNUR. UNICEF jugará un papel importante, debido a que los niños y sus madres son dos de los grupos más vulnerables a la desnutrición, trabajando conjuntamente con el PMA y la OMS para evitar la desnutrición de los niños.

# 5. Legislación

Existen una serie de normas que deben ser tenidas en cuenta a la hora de poner en marcha cualquier actividad de ayuda humanitaria.

A continuación, se explican algunas de las leyes reguladoras de la ayuda humanitaria más relevantes.

## 5.1. Carta de las Naciones Unidas de 1945

Actúa como **constitución** de la organización de la ONU. En ella se describen los deberes de las Naciones Unidas para el mundo. En 2012 casi todos los países habían firmado la Carta, la cual ha sufrido enmiendas a lo largo de los años. Dentro del Preámbulo, se puede leer el siguiente texto:

*Nosotros los pueblos de las Naciones Unidas resueltos a preservar a las generaciones venideras del flagelo de la guerra [...] a reafirmar la fe en los derechos fundamentales del hombre, en la dignidad y el valor de la persona humana, en la igualdad de derechos de hombres y mujeres [...] a practicar la tolerancia y a convivir en paz como buenos vecinos [...] hemos decidido aunar nuestros esfuerzos [...].*

## 5.2. Declaración Universal de los Derechos Humanos de 1948

La Declaración describe cuáles son los derechos de los seres humanos tanto a nivel personal, civil, político, económico, social y cultural. Ha servido como fuente para muchas constituciones en bastantes países, como la española.

Algunos de los artículos de la Declaración Universal de los Derechos Humanos se presentan a continuación.

### DECLARACIÓN UNIVERSAL DE LOS DERECHOS HUMANOS

| | |
|---|---|
| Artículos 1 y 2 | "Toda persona tiene los derechos y libertades proclamados en esta Declaración, sin distinción alguna de raza, color, sexo, idioma, religión, opinión política o de cualquier otra índole, origen nacional o social, posición económica, nacimiento o cualquier otra condición". |
| Artículos 3 al 11 | Derechos de carácter personal: "Nadie estará sometido a esclavitud ni a servidumbre". |
| Artículos 12 al 17 | Derechos en relación con la comunidad: "Toda persona tiene derecho a salir de cualquier país, incluso del propio y a regresar a su país". |
| Artículos 18 al 21 | Derechos de pensamiento, conciencia, de religión y libertades políticas: "Toda persona tiene derecho a la libertad de pensamiento, de conciencia y de religión y a la libertad de opinión y de expresión". |
| Artículos 22 al 27 | Derechos económicos, sociales y culturales: "Toda persona tiene derecho a un nivel de vida adecuado que le asegure, así como a su familia, la salud, el bienestar y en especial la alimentación, el vestido, la vivienda, la asistencia médica [...] Tiene derecho a la educación [...] debe ser gratuita [...]". |
| Artículos 28 al 30 | Condiciones y Límites de los derechos: "Toda persona tiene derecho a que se establezca un orden social e internacional en el que los derechos y libertades proclamados en esta Declaración se hagan plenamente efectivos'. |

## 5.3. Pacto Internacional de Derechos Civiles y Políticos de 1966

En él se reconocen los Derechos Civiles y Políticos, así como los mecanismos para su protección y garantía. En la siguiente imagen del mapa mundial se puede ver qué países han ratificado el Pacto.

**Países del mundo y su relación con el pacto**

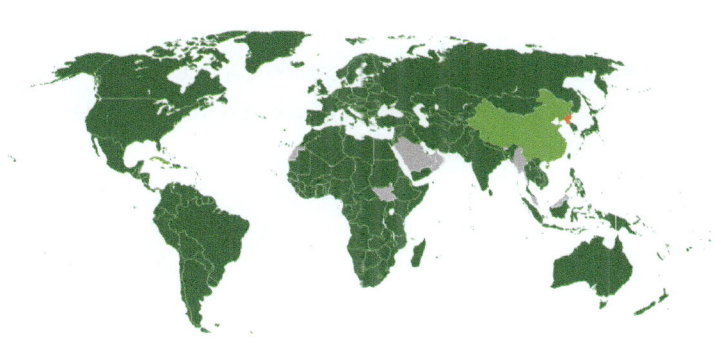

■ Países que han firmado y ratificado ■ Países que han firmado, pero no ratificado
■ País que ha ratificado el pacto, pero desea abandonarlo □ Países que no han firmado

## Recuerde

De los dos protocolos facultativos dentro del Pacto, el primero hace referencia al mecanismo por el cual las personas pueden iniciar las denuncias contra los estados miembros; y el segundo trata sobre la abolición de la pena de muerte. Fue firmado por 72 miembros, pero establece excepciones que permiten la ejecución en caso de crímenes graves en tiempos de guerra.

## Actividades

4. Señalar por qué cree que se llegó a tomar la decisión de que había que promulgar una Carta de las Naciones Unidas.
5. Averiguar las causas de que haya países que no apoyen los pactos y convenios propuestos por la ONU.

## 5.4. Pacto Internacional de Derechos Económicos, Sociales y Culturales de 1966

Los países que lo han ratificado dan su palabra de que protegerán y garantizarán los derechos económicos, sociales y culturales de la ciudadanía, incluyendo derechos a la salud, a la educación y a que tengan un nivel de vida adecuado, sin lugar a discriminación ninguna. Existen unos derechos que entraron en vigor de forma inmediata.

| DERECHOS QUE ENTRARON EN VIGOR DE FORMA INMEDIATA: |
|---|
| Igualdad entre sexos, también en cuanto al sueldo (Art. 3).<br>Derecho de sindicación y huelga (Art. 8).<br>Protección de niños y adolescentes (Art. 10.3).<br>Obligatoriedad y gratuidad de la enseñanza primaria (Art. 13.2, apartado a).<br>Libertad de elección para los padres de elegir escuelas (Art. 13.3).<br>Libertad para la investigación científica y la actividad creadora. (Art. 15.3). |

*Derechos que el Comité consideró que debían entrar en vigor de forma inmediata.*

## 5.5. Convención Internacional sobre la Eliminación de todas las Formas de Discriminación Racial de 1969

Los países que firmaron y aceptaron el Convenio prometían eliminar las situaciones de discriminación racial. Comienza de la siguiente forma:

*Reafirmando que la discriminación entre seres humanos por motivos de raza, color u origen étnico constituye un obstáculo a las relaciones amistosas y pacíficas entre las naciones [...].*

En la siguiente imagen se muestran en verde los países que sí han ratificado el Convenio y que, además de ello, se comprometieron a escuchar a la Comunidad Internacional en caso de tener quejas sobre sus comportamientos.

Los países y su relación con el Pacto

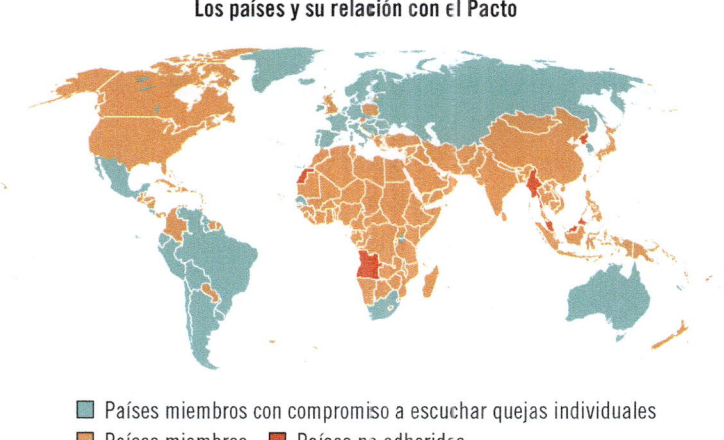

- ■ Países miembros con compromiso a escuchar quejas individuales
- ■ Países miembros   ■ Países no adheridos

## 5.6. Convenios de Ginebra de 1949 y protocolos adicionales de 1949

Han existido varios convenios de Ginebra, que iban acompañados por sus correspondientes Protocolos, y el Cuarto Convenio, de 1949, establece una serie de normas para proteger a la población civil en caso de guerra. Define que se pueden establecer zonas neutras para asistir a víctimas, y que aquellos que no están combatiendo, los enfermos y heridos, las mujeres y los hospitales tienen que ser respetados por ambos bandos.

## 5.7. Convención sobre el Estatuto de los Refugiados de 1951

En el Convenio se definen los términos de refugiado y las normas por las que los individuos pueden acogerse a asilo, así como las obligaciones que tienen los países ratificadores en materia de garantías de asilo. Los criminales de guerra no están contemplados como refugiados.

 **Sabía que...**

Países como India, Mongolia, Libia, Arabia Saudí, Irak, Siria, Jordania, Pakistán e Indonesia, entre otros, no han reconocido el Estatuto de los Refugiados.

## 5.8. Protocolo sobre el Estatuto de los Refugiados de 1967

Modifica lo indicado en el protocolo de los refugiados anterior en lo que respecta a las restricciones geográficas y el tiempo mínimo y máximo que se puede prestar de ayuda a un refugiado.

## 5.9. Convención contra la Tortura y otros Tratos o Penas Crueles, Inhumanos o Degradantes de 1984

La convención retira el derecho a cualquier estado de infligir tortura y tratos degradantes contra nadie, sin servir como excusa ninguna situación extraordinaria ni de emergencia o guerra.

En la siguiente imagen, se muestran los países que han ratificado, los que lo han firmado pero no lo han puesto en práctica y los que ni si siquiera lo han firmado.

Países del mundo y su relación con el Convenio contra la Tortura

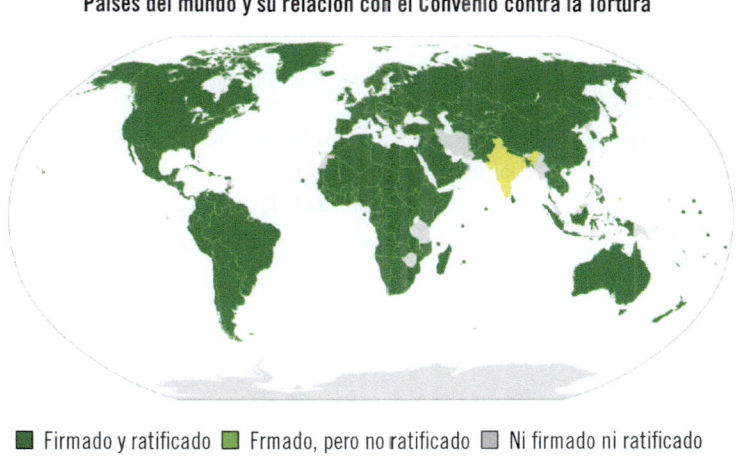

■ Firmado y ratificado  ■ Frmado, pero no ratificado  ■ Ni firmado ni ratificado

## 5.10. Convención sobre la Prevención y Sanción del Delito de Genocidio de 1948

Se considera un tratado fundamental en materia de derecho internacional. Define el genocidio en su artículo II como: "Cualquiera de los crímenes perpetrados con la intención de destruir, total o parcialmente a un grupo nacional, étnico, racial o religioso".

## 5.11. Convención sobre los Derechos del Niño de 1989

El Convenio regula el derecho de los menores de 18 años a desarrollarse en medios seguros y a participar activamente en la sociedad, siendo por tanto los niños los sujetos de derecho, prestando especial atención a aquellos más vulnerables. Ha sido el Convenio que más países han ratificado, todos excepto Estados Unidos (no quiso abolir la pena de muerte a menores de edad como indicaba la Convención).

 **Actividades**

6. Averiguar cuál será la razón por la que los niños pertenecientes a minorías étnicas se tienen como más vulnerables.
7. Señalar si cree que es importante el hecho de que la Convención sobre Derechos del Niño haya sido ratificada por todos los países. Averiguar por qué Estados Unidos no se aviene a negociaciones para cambiar las normas de pena de muerte a menores.

## 5.12. Convención sobre Todas las Formas de Discriminación a la Mujer de 1979

Se proclamaron los derechos de las mujeres en todo el mundo y en todos los ámbitos posibles, prohibiendo todas las formas de discriminación contra la mujer y exigiendo el reconocimiento de sus derechos, iguales en todos los aspectos a los derechos de los hombres.

En el preámbulo del convenio se ponen de manifiesto los principios del mismo:

*[...] la máxima participación de la mujer, en igualdad de condiciones con el hombre, en todos los campos, es indispensable para el desarrollo pleno y completo de un país, el bienestar del mundo y la causa de la paz [...].*

## 6. Campamentos humanitarios

Los campamentos de ayuda humanitaria surgen por la necesidad de protección y asistencia que tienen los grupos de desplazados y refugiados tras haberse producido situaciones bélicas o desastres. Los campamentos estarán gestionados por una agencia u organismo y tienen como objetivo crear un entorno seguro y sano, en el que los derechos fundamentales de hombres, mujeres y niños no se vean vejados.

El campamento de refugiados más grande del mundo está situado en Bangladesh, en Cox's Bazar, y da cobijo a más de 630.000 personas de la etnia Rohingyas, procedentes de Myanmar.

El campo de Kutupalong-Balukhali está formado por 33 campos, los cuales cuentan con servicios médicos, como hospitales y centros de salud, estructuras de aseo, escuelas, mezquitas, etc.

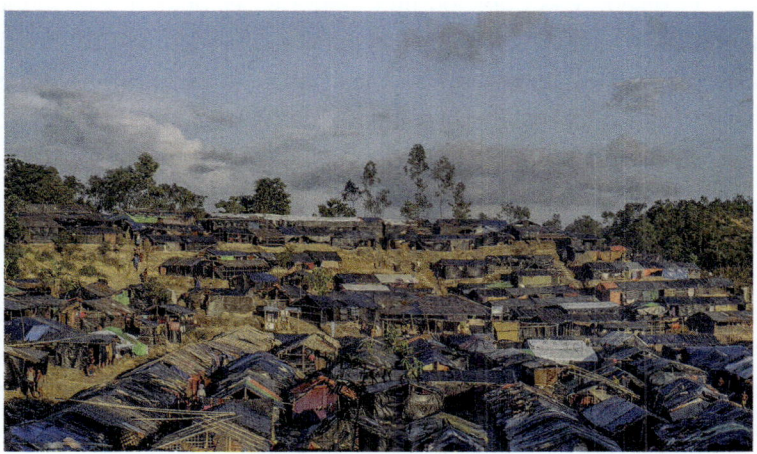

*Campamento de Refugiados en Bangladesh*

En los campamentos actúan varias organizaciones cada una especializada en un campo como educación o sanidad, logística y seguridad.

**?** **Sabía que...**

El campo de refugiados de Kutupalong-Balukhali, que tiene unas condiciones de salubridad muy deficientes, según algunos datos, ha llegado a albergar a 800.000 personas. Otros de los campos de refugiados más grandes del mundo es el de Dadaab en Kenia, que se compone de 5 campamentos y fue fundado en 1992, el cual ha llegado a albergar a más de 400.000 personas refugiadas procedentes de diversos países como Somalia, Sudán del Sur, la República Democrática del Congo y Etiopía.

Pueden aparecer de forma espontánea (los propios desplazados se instalan en un lugar con materiales rudimentarios) o bien planificados por las agencias u organizaciones.

Dependiendo del contexto en que se haya producido la situación de crisis, el tamaño, el diseño y la duración que tendrá en el tiempo será variable. El lugar donde se instala un campamento debe ser elegido por las autoridades nacionales, ya que es importante que existan buenas infraestructuras para poder hacer llegar recursos al campamento, de forma que se garantice que se cubren las necesidades básicas de los refugiados o desplazados; aunque hay países que no prestan interés a la situación de los refugiados y no proponen lugares adecuados.

Es imprescindible que el emplazamiento sea seguro, evitando los peligros naturales que pueda haber (terrenos propensos a derrumbes, zonas inundables por ríos o mareas, zonas de alta actividad sísmica, predisposición a grandes nevadas, fuertes vientos, etc.), así como otros que lleguen de la mano del hombre (campos minados, zonas contaminadas por productos químicos o tóxicos, zonas próximas a lugares de batalla, etc.).

A finales de 2023, eran más de 43,4 millones de personas las que se consideraban refugiadas en el mundo y, según datos oficiales, el número de personas en situación de desplazamiento se ha triplicado en la última década. El 40 % de todos esos desplazados, son niños menores de edad. Los países de procedencia mayoritariamente son Siria, Afganistán y Ucrania.

Según las Naciones Unidas, un apátrida es cualquier persona a la que ningún estado considera destinataria de la aplicación de su legislación. Esto puede deberse a que el país de origen haya desaparecido, a haber sido retirada la nacionalidad por decisión del gobierno, por pertenecer a minoría étnica y que su estado no la acepta, haber nacido en territorios en disputa por varios países o por combinación de varios de estos motivos.

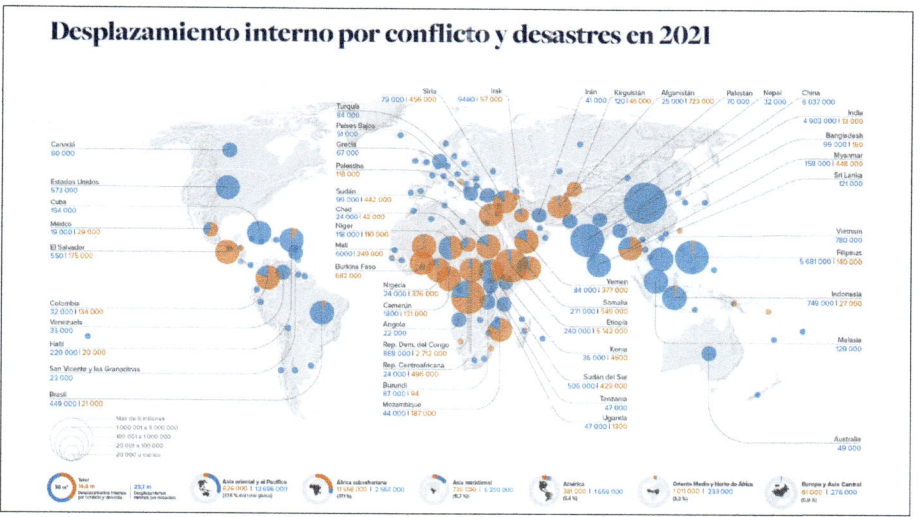

**Desplazamiento interno por conflicto y desastres en 2021**

---

?  **Sabía que...**

Según ACNUR, una persona apátrida es aquella que no es reconocida por ningún país como ciudadano, existiendo en torno a 10 millones de personas en esta situación en todo el mundo.

---

Es importante también para la convivencia que se respeten las características culturales y sociales de los refugiados y que colaboren ellos mismos en las tareas que puedan dentro del campamento.

Un campamento no debe ser cerrado hasta que los que en él se refugian encuentren una solución duradera. ACNUR establece tres tipos de soluciones duraderas:

- La **repatriación voluntaria:** por la que los refugiados y desplazados deciden regresar a sus orígenes siempre que sea en condiciones de seguridad y dignidad. Esta es la solución más común.
- La **integración local:** por la que el país en el que están refugiados les ofrece asilo.
- El **reasentamiento:** en el que los gobiernos que reciben a los refugiados pactan con terceros países el asentamiento de forma legal y permanente en estos.

## Actividades

8. Averiguar si la repatriación voluntaria puede ser solicitada por personas procedentes de países inmersos en conflictos bélicos, y razonar la respuesta.
9. Pensando en la opción de los reasentamientos, señalar por qué cree que es la menos usual dentro de las soluciones duraderas.

## Aplicación práctica

Usted va a trabajar prestando ayuda humanitaria en un campamento que se ha instalado tras una situación bélica en un país del sur de África. Al llegar observa que el campamento se emplaza en el siguiente lugar: las tiendas de campaña de los refugiados se han instalado sin ningún orden y existe un aseo solo con letrina para cada mil refugiados; la carretera más cercana que comunica con una ciudad desde la cual se pueden traer alimentos está a dos kilómetros de la zona de operaciones de la agencia coordinadora; el terreno sobre el que está el campamento se sitúa próximo a un precipicio, y en la falda de una ladera por la que transcurre un arroyo seco; no existe posibilidad de alumbrado, ni hay buenos sistemas de evacuación de residuos y basuras; y en un

Continúa en página siguiente >>

<< Viene de página anterior

**asentamiento cercano se encuentra un grupo militar, el cual ha realizado prácticas de guerra en la zona del campamento.**

**Valore las características positivas y negativas del campamento.**

SOLUCIÓN

Por lo que se describe, el gobierno local no ha participado en la decisión de buscar el emplazamiento. Las tiendas donde se refugiarán las personas deben estar ordenadas y organizadas en torno a una estructura. Debe existir un mayor número de letrinas y baños completos, que sean suficientes para los refugiados, y una carretera más próxima y directa al lugar de operaciones y servicios del campamento para asegurar un correcto abastecimiento. El hecho de que el campamento esté próximo a un precipicio y a un arroyo que puede provocar inundaciones no es nada seguro para la población, y mucho menos la proximidad que tiene con el asentamiento del grupo militar, el cual es muy probable que haya dejado material peligroso en la zona (como minas, bombas u otros elementos). En cuanto a las cosas positivas del campamento, no se puede destacar ninguna.

# 7. Gestión de suministros humanitarios

La gestión de suministros humanitarios es un procedimiento de adecuación de las necesidades en situaciones posteriores a un desastre. La gestión de suministros está relacionada con el término "logística", que tiene como objetivo entregar las provisiones apropiadas en el momento y lugar oportuno en buenas condiciones.

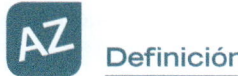

Definición

**Logística**
Conjunto de medios y métodos necesarios para llevar a cabo la organización de una empresa, o de un servicio, especialmente de distribución.

Antes de llevar a cabo el suministro de bienes se debe establecer un plan que contemple todas las necesidades y carencias que existen en la comunidad afectada.

**Preguntas básicas para la evaluación de las necesidades de suministros en ayuda humanitaria**

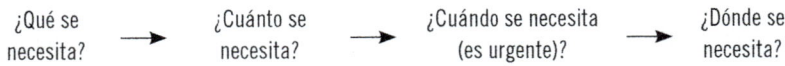

¿Qué se necesita? → ¿Cuánto se necesita? → ¿Cuándo se necesita (es urgente)? → ¿Dónde se necesita?

Para que los suministros lleguen de forma correcta se debe seguir una serie de pasos:

- **Evaluación de las necesidades:** tanto de la población como de las operaciones que se llevarán a cabo sobre esta.
- **Evaluación de la capacidad de la infraestructura local** y la disponibilidad de recursos en el sitio de la emergencia.
- **Medidas de restricción o de facilitación de ciertas organizaciones y servicios,** lo que estará regulado por la administración.

Normalmente se establecen convenios entre las distintas organizaciones que prestan asistencia en un mismo lugar, los cuales, coordinados por un responsable, deben cumplir las cuatro partes de la cadena de logística o gestión de suministros:

- **El abastecimiento.** El organismo coordinador solicitará todo aquello que sea necesario para cubrir las carencias de los damnificados.
- **El transporte.** La llegada de suministros debe ser rápida y segura, llegando al punto exacto donde sean necesarios tanto bienes materiales como humanos.
- **El almacenamiento.** Debe existir un sistema de clasificación y almacenamiento seguro, que garantice que ningún producto o material se puede deteriorar, y que cumpla con las normas de seguridad y salud pública de los que así lo precisen (medicamentos, alimentos, etc.).
- **La distribución.** En esta última fase se hacen llegar los suministros allá donde sean necesarios. En ocasiones la distribución se hará directamente a la población (ropa, agua y alimentos, calzado o mantas) y otras

veces se realizará a organizaciones que vayan a utilizar los materiales para la comunidad (las vacunas serán entregadas al personal sanitario de ONG para su administración entre la población).

| DISTINTAS CATEGORÍAS EN QUE SE DIVIDEN LOS SUMINISTROS | | |
|---|---|---|
| 1. Medicamentos | 2. Agua y saneamiento ambiental | 3. Salud (instrumental quirúrgico, etc.) |
| 4. Alimentos y bebidas | 5. Albergue/vivienda/electricidad/construcción | 6. Logística/administración |
| 7. Necesidades personales/educación | 8. Recursos humanos | 9. Agricultura /ganadería |
| 10. No clasificados. | **Categorías de clasificación de suministros** | |

Hay pues, tres formas principales de adquisición de materiales:

- **Las compras:** que pueden ser locales o externas.
- **Las donaciones:** que suelen constituir la mayor parte de los suministros.
- **Los préstamos:** que llegan a través de empresas privadas, organizaciones y personas particulares que prestan lo que puede ser útil en la zona.

 Actividades

10. Señalar por qué cree que tiene tanta importancia la gestión de suministros.
11. Constatar si no sería más adecuado que se encargara de gestionar las necesidades el personal local antes que el externo.
12. Averiguar si los equipos y materiales prestados por terceros deben ser catalogados para el inventario, o no cuentan como suministros.

## 8. Carta humanitaria

La Carta Humanitaria regula los parámetros mínimos que deben cumplirse por parte de las organizaciones, agencias y demás entidades que prestan ayuda humanitaria.

 **Sabía que...**

El Proyecto Esfera es el manual en el que se publicó la Carta Humanitaria y las Normas Mínimas en distintas materias. Está redactado por numerosos especialistas de distintas organizaciones de ayuda humanitaria, con amplia experiencia.

Todas las normas recopiladas en la Carta ya se exponían en distintos protocolos y manuales de organizaciones particulares, que a partir de años de experiencia en el terreno de los desastres las habían propuesto como normas a seguir. Se consiguió con la creación de la Carta Humanitaria una base legal en cuanto a las normas mínimas de acción humanitaria.

La Carta Humanitaria tiene tres principios básicos:

- **El derecho a vivir dignamente.** No solo apoyándose en las formas de ayuda directa para que una persona no sufra tratos y situaciones degradantes, sino también con la prohibición de que no se obstaculice la provisión de ayuda que tenga como fin salvar vidas.
- **La distinción entre combatientes y no combatientes.** Según el Derecho Internacional Humanitario, los no combatientes tienen derecho a ser protegidos y no ser blanco de ataques, derecho que se había dejado de respetar en muchas guerras.
- **El principio de "No devolución".** Por este principio se debía respetar la decisión de un refugiado de no volver a su lugar de origen, pero los observadores del Proyecto Esfera estudiaron que estaba aumentando el número de personas obligadas a volver, de forma que se violaba la voluntad de los refugiados.

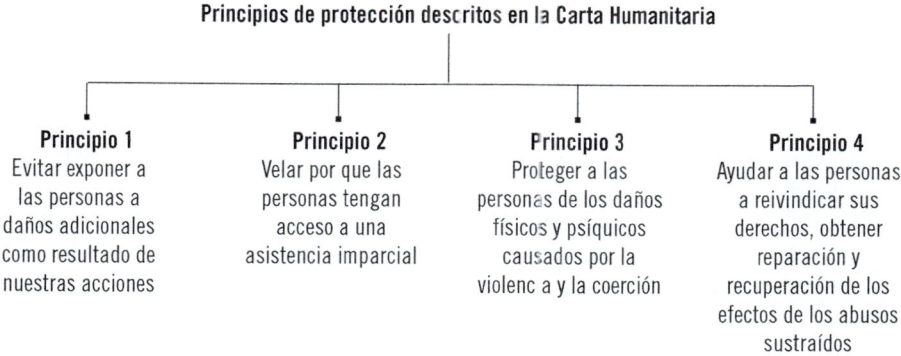

Principios de protección descritos en la Carta Humanitaria

**Principio 1**
Evitar exponer a las personas a daños adicionales como resultado de nuestras acciones

**Principio 2**
Velar por que las personas tengan acceso a una asistencia imparcial

**Principio 3**
Proteger a las personas de los daños físicos y psíquicos causados por la violenc a y la coerción

**Principio 4**
Ayudar a las personas a reivindicar sus derechos, obtener reparación y recuperación de los efectos de los abusos sustraídos

## 9. Normas mínimas en materia de abastecimiento, agua, saneamiento, nutrición, refugio y servicios de salud

Las normas mínimas tienen su base en la experiencia de años en el terreno de la acción humanitaria en catástrofes y conflictos bélicos, y con su cumplimiento se garantiza el derecho a una vida digna. Existen unas normas mínimas comunes que son las siguientes:

1. **Participación** de todas las personas afectadas por la catástrofe.
2. **Valoración inicial** para comprender la situación de crisis, siendo necesario el análisis completo de los riesgos para la preservación de la vida, la dignidad, la salud, y los medios de sustento.
3. **Respuesta** que se genera cuando las autoridades no pueden o no quieren responder.
4. **Selección de beneficiarios** según les haya afectado la catástrofe.
5. **Seguimiento** del programa de ayuda una vez puesto en marcha.
6. **Evaluación** continua de los resultados que está generando la ayuda prestada.
7. **Competencias y responsabilidades de los trabajadores humanitarios.** Todos los involucrados estarán lo suficientemente preparados para cada labor.
8. **Supervisión, gestión y apoyo del personal,** para que el proceso de prestación de ayuda sea efectivo.

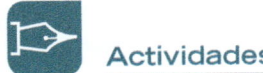

## Actividades

13. Averiguar qué situación puede provocar que un refugiado o desplazado sea obligado a volver a su lugar de origen sin que así lo quiera él, y razonar la respuesta.
14. Señalar si sería un procedimiento correcto aceptar a cualquier voluntario que quisiera prestar ayuda como trabajador humanitario e investigar qué debería exigírsele para desempeñar esta labor.

## 9.1. Normas mínimas de abastecimiento de agua, saneamiento y fomento de la higiene

Son las normas establecidas para este campo concreto de la ayuda humanitaria. Tras producirse una catástrofe es muy común la adquisición de enfermedades por la falta de saneamiento de las aguas y la escasa higiene. Son frecuentes las enfermedades diarreicas derivadas de las aguas y otras transmitidas por desechos sólidos.

El principal objetivo de estas normas es evitar y reducir la transmisión de enfermedades propagadas por vía fecal-oral y reducir la exposición a los agentes causantes de las infecciones.

A continuación, se expone un esquema en el que se desglosan las normas mínimas con respecto al abastecimiento de agua, saneamiento y fomento de la higiene.

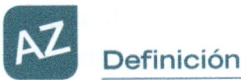

### Definición

**Avenamiento**
Dar salida a las aguas residuales y estancadas por medio de zanjas u otros sistemas.

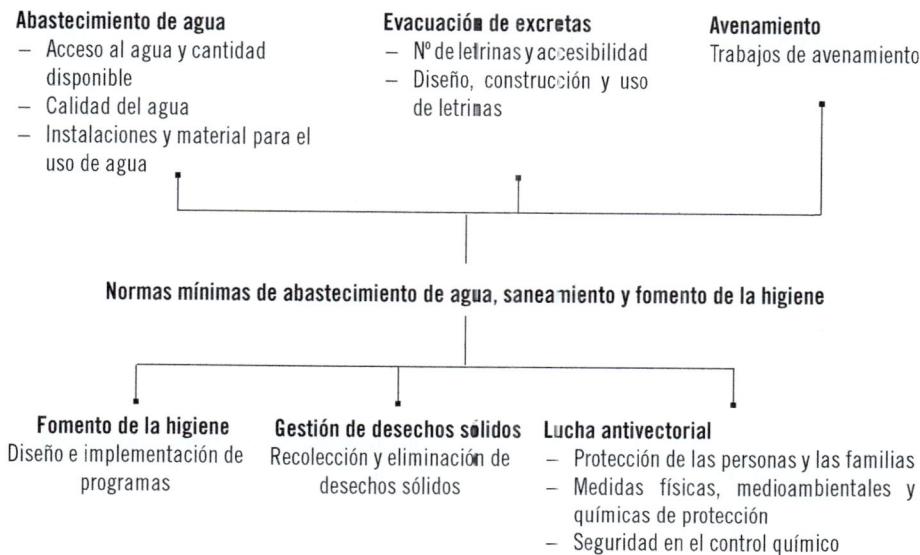

**Abastecimiento de agua**
- Acceso al agua y cantidad disponible
- Calidad del agua
- Instalaciones y material para el uso de agua

**Evacuación de excretas**
- Nº de letrinas y accesibilidad
- Diseño, construcción y uso de letrinas

**Avenamiento**
Trabajos de avenamiento

Normas mínimas de abastecimiento de agua, saneamiento y fomento de la higiene

**Fomento de la higiene**
Diseño e implementación de programas

**Gestión de desechos sólidos**
Recolección y eliminación de desechos sólidos

**Lucha antivectorial**
- Protección de las personas y las familias
- Medidas físicas, medioambientales y químicas de protección
- Seguridad en el control químico

## 9.2. Normas mínimas en materia de seguridad alimentaria, nutrición y ayuda alimentaria

Las normas mínimas relativas a este campo se basan en el derecho de que todas las personas deben contar con alimentos adecuados, incluyéndose el derecho a no padecer hambre. Es crucial la disponibilidad de alimentos en cantidad y calidad suficientes para satisfacer las necesidades dietéticas de las personas, y que estos alimentos estén libres de sustancias dañinas. Así mismo, la accesibilidad de los alimentos de una manera sostenible, sin atentar contra los derechos humanos.

Las dos normas principales en materia alimentaria son la valoración y análisis de la seguridad alimentaria y la valoración y análisis de la nutrición.

## 9.3. Normas mínimas en materia de refugios, asentamientos y artículos no alimentarios

Según el Derecho Internacional, todo el mundo tiene derecho a tener un sitio digno donde vivir, donde se garantice la paz y la dignidad y que se disponga de servicios, instalaciones, materiales e infraestructuras adecuadas y accesibles.

Para garantizar el nivel más básico en respuesta a la necesidad de refugio tras una catástrofe, se deben cubrir la falta tanto de un lugar donde vivir, como de ropa de vestir y ropa de cama, objetos básicos de higiene personal, utensilios de cocina, herramientas, combustible y material de alumbrado, lo cual se desgrana en el siguiente esquema, en el que se presentan las normas básicas con respecto a los refugios y asentamientos.

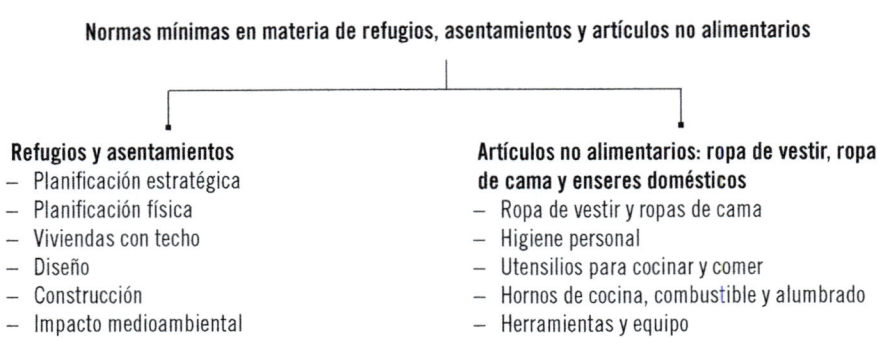

**Normas mínimas en materia de refugios, asentamientos y artículos no alimentarios**

| Refugios y asentamientos | Artículos no alimentarios: ropa de vestir, ropa de cama y enseres domésticos |
|---|---|
| – Planificación estratégica | – Ropa de vestir y ropas de cama |
| – Planificación física | – Higiene personal |
| – Viviendas con techo | – Utensilios para cocinar y comer |
| – Diseño | – Hornos de cocina, combustible y alumbrado |
| – Construcción | – Herramientas y equipo |
| – Impacto medioambiental | |

## 10. Resumen

La ayuda humanitaria se puede definir como un conjunto diverso de acciones de ayuda a las víctimas de desastres, orientadas a aliviar su sufrimiento, a garantizar su subsistencia, proteger sus derechos fundamentales y defender su dignidad, así como, en ocasiones, frenar el proceso de desestructuración socioeconómica de la comunidad y preparar a esta ante desastres naturales.

Los principios básicos de la ayuda humanitaria son la humanidad, la imparcialidad, la neutralidad y la independencia, la universalidad y el proselitismo.

Existen una serie de agencias y organizaciones que se dedican a la ayuda internacional humanitaria, algunas dependientes de la ONU (como ACNUR, UNICEF, FAO, OCHA; PMA, etc.); otras de la Unión Europea; otras organizaciones de estados; y otras independientes como el Movimiento de la Cruz Roja. También hay gran número de leyes y convenios que legislan la ayuda humanitaria internacional, que contemplan los derechos de todas las personas: niños, mujeres, hombres, derechos civiles, políticos y económicos; intentando siempre que se respete la dignidad humana.

Los campamentos humanitarios surgen con el objetivo de dar protección y asistencia a aquellos desplazados y refugiados que, tras una catástrofe o un conflicto bélico, han huido para ponerse a salvo de distintos peligros y carencias; y la gestión de suministros o logística humanitaria tiene el objetivo de entregar las provisiones apropiadas, en buenas condiciones y en las cantidades solicitadas, en los lugares que lo necesiten y en el momento requerido.

Ejercicios de repaso y autoevaluación

1. ¿Qué se entiende por ayuda humanitaria?

    a. Al sinónimo de acción humanitaria.
    b. El conjunto de acciones de ayuda a las víctimas de desastres orientadas a aliviar su sufrimiento, y garantizar su subsistencia.
    c. A todas aquellas acciones de ayuda a las víctimas de desastres orientadas a aliviar su sufrimiento, a garantizar su subsistencia, proteger sus derechos fundamentales y defender su dignidad.
    d. Un conjunto diverso de acciones de ayuda a las víctimas de desastres orientadas a aliviar su sufrimiento, a garantizar su subsistencia, proteger sus derechos fundamentales y defender su dignidad, así como, en ocasiones, frenar el proceso de desestructuración socioeconómica de la comunidad y prepararlos ante desastres naturales.

2. Diga si son verdaderas o falsas las afirmaciones con respecto a los objetivos de la ayuda humanitaria:

    a. Se deben cubrir los servicios y bienes básicos para procurar la riqueza de las víctimas.

        ☐ Verdadero
        ☐ Falso

    b. Se debe evitar que la población se vuelva más vulnerable a los peligros, así como impedir el crecimiento económico.

        ☐ Verdadero
        ☐ Falso

    c. Se deberá llevar a cabo una rehabilitación temprana en caso de daños, para evitar el hacinamiento y los movimientos de personas.

        ☐ Verdadero
        ☐ Falso

3. **Los principios básicos de la ayuda humanitaria son:**

    a. Humanidad, imparcialidad, neutralidad y dependencia.
    b. Imperativa humanitaria, imparcialidad, neutralidad, dependencia, universalidad y proselitismo.
    c. Humanidad, imparcialidad, universalidad e independencia.
    d. Humanidad, imparcialidad, neutralidad e independencia.

4. **Diga a qué principio hace referencia la siguiente afirmación: "Se considera una estrategia operativa dentro de la ayuda humanitaria para poder llevar a cabo la asistencia sin que exista peligro añadido para las víctimas y para los propios trabajadores que prestan la ayuda humanitaria".**

    a. Neutralidad.
    b. Imparcialidad.
    c. Humanidad.
    d. Independencia.

5. **¿Cuál de las siguientes afirmaciones no son procedimientos a seguir por parte del país que presta ayuda humanitaria en casos de catástrofe?**

    a. Comunicarse con el país damnificado para conocer las necesidades.
    b. Anunciar la ayuda que prestará.
    c. Emitirá comunicados para que se conozca a nivel internacional lo que es necesario.
    d. Establecerá las condiciones de llegada y partida al lugar.

6. **Relacione las siguientes instituciones de ayuda humanitaria internacional con sus funciones y características.**

    a. PMA.
    b. ACNUR.
    c. FAO.
    d. UNICEF.
    e. OMS.

___ Actúa ante daños severos en producciones agrícolas y explotaciones animales.

___ Recibió el premio Nobel de la Paz en 1954 y 1981 por su labor protectora con los refugiados.

___ Está compuesto por 193 países.

___ Suministra alimentos siempre que tenga recursos materiales y logísticos.

___ Se relaciona estrechamente con otras oficinas de la ONU y ONGS, siendo sus objetivos la salud, la educación y el bienestar de los niños y las madres.

**7. La principal misión del PNUD es:**

    a. Coordinación internacional.

    b. Educación y formación de personal humanitario.

    c. Supervisar las financiaciones.

    d. Ayudar a los países a encontrar soluciones de desarrollo.

**8. Indique si es verdadera o falsa la siguiente afirmación sobre la OMS:**

La Organización Mundial de la Salud tiene como principales funciones el liderazgo en temas cruciales para la salud internacional y participar en alianzas cuando se requiere; determina las líneas de investigación y difusión de conocimientos; establece normas sobre salud y promueve su seguimiento y aplicación en la práctica; y formula opciones de política que aúnen los principios éticos desde una base científica fundamentada.

    ☐ Verdadero

    ☐ Falso

**9. ¿Cuál de las siguientes afirmaciones es falsa con respecto al Comité Internacional de la Cruz Roja y la Media Luna Roja?**

    a. Es la organización humanitaria más antigua (nacida en 1863) de la mano del suizo Henry Dunant.

    b. Cuenta con sociedades en 187 países del mundo.

    c. Como objetivos cuenta con la provisión de alimentos, refugios, agua y saneamiento, suministros médicos, telecomunicaciones y trabajo de voluntariado.

    d. Los símbolos oficiales son la Cruz Roja, la Media Luna Roja y el Cristal Rojo.

10. **Diga a qué convenio, ley o tratado de regulación de la ayuda humanitaria hacen referencia estas palabras: "[...] nadie estará sometido a esclavitud ni a servidumbre [...]".**

    a. Declaración Universal de los Derechos Humanos.

    b. Convención Internacional sobre la Eliminación de todas las formas de Discriminación Racial.

    c. Convenio de Ginebra.

    d. Convención sobre la prevención y sanción del delito de genocidio.

11. **Relacione las siguientes leyes y convenios:**

    a. Pacto Internacional de Derechos Civiles y Políticos.

    b. Pacto Internacional de Derechos Económicos, Sociales y Culturales.

    c. Convención sobre la Prevención y Sanción del Delito de Genocidio.

    d. Convención sobre el Estatuto de los Refugiados.

    e. Convención sobre los Derechos del Niño.

    __ Países como India no lo han reconocido.

    __ Define el genocidio como cualquiera de los crímenes perpetrado con intención de destruir un grupo nacional, étnico, racial o religioso.

    __ Se reconocen los mecanismos para la protección de los derechos civiles.

    __ Se promete proteger y garantizar los derechos en lo referente a la cultura y el nivel de vida adecuado.

    __ Estados Unidos no lo ratificó porque se niega a cumplir con la ordenanza de no aplicar condenas de muerte a menores de 18 años.

12. **Diga de las siguientes afirmaciones cuáles son verdaderas o falsas:**

    a. El campamento de refugiados más grande del mundo se encuentra en Somalia, integrado por población procedente de Kenia.

        ☐ Verdadero

        ☐ Falso

    b. Un campamento debe garantizar la seguridad y la salud de sus habitantes.

        ☐ Verdadero

        ☐ Falso

c. El tamaño del campamento no dependerá del tipo de catástrofe o de la forma en que se haya producido, siempre deberá ser constante.

☐ Verdadero
☐ Falso

d. ACNUR establece tres tipos de soluciones duraderas una vez se haya disuelto un campamento humanitario.

☐ Verdadero
☐ Falso

e. Los eslabones de la cadena de gestión de suministros son abastecimiento, transporte y distribución.

☐ Verdadero
☐ Falso

13. Señale la opción correcta con respecto a las formas principales de adquisición de suministros de ayuda humanitaria.

a. Las compras.
b. Las donaciones.
c. Los préstamos.
d. Todas las opciones son correctas.

14. Señale si las siguientes afirmaciones son verdaderas o falsas:

a. El Proyecto Esfera fue creado por la ONU para unir todas las leyes del derecho de ayuda humanitaria internacional.

☐ Verdadero
☐ Falso

b. La Carta Humanitaria señala tres principios básicos para prestar ayuda humanitaria: el derecho a vivir dignamente, no distinguir entre combatientes y no combatientes y el principio de no devolución.

☐ Verdadero
☐ Falso

c. Las normas mínimas en materia de agua, saneamiento y fomento de la higiene incluyen la prestación de ropa, instrumental para la higiene diaria y objetos para la vida cotidiana y la limpieza, entre otros.

☐ Verdadero
☐ Falso

15. **Diga cuál de las siguientes frases son normas mínimas en materia de refugios y asentamientos:**

a. Higiene personal.
b. Trabajos de avenamiento.
c. Impacto medioambiental.
d. Número de letrinas.

# Capítulo 4

# Aplicación de la inteligencia sanitaria en el ámbito de una catástrofe

# Contenido

# 1. Introducción

Una situación de catástrofe lleva consigo un suceso negativo. Son relativamente pocos los casos en que se pueden prever, pero aún en estos las consecuencias superan con creces los medios que se han dispuesto para disipar sus efectos, de manera que se obtienen grandes daños tanto a nivel material como de pérdidas humanas.

Esto deriva en una desorganización social importante, así como cambios a nivel familiar, demográfico, sanitario, económico, político y de comunicaciones.

La clave de que los efectos de la situación de catástrofe sean lo menos devastadores, y tengan una menor repercusión en la sociedad, está en la inteligencia sanitaria, concepto que intenta aunar los conocimientos y procedimientos adecuados para promover que las medidas adoptadas sean acertadas y equitativas en la fase inmediatamente posterior y la de reconstrucción.

# 2. Concepto

La inteligencia sanitaria se define como la derivada de información sanitaria, biocientífica, epidemiológica, medioambiental y cualquier otra información relacionada con la salud humana o animal.

En el caso de una situación de catástrofe o crisis, la inteligencia sanitaria se basará en la adaptación a lo demandado tras la situación, disminuyendo el margen de incertidumbre para los damnificados y para la población en general.

En estas situaciones se deberá prever una llegada lo más rápida posible de profesionales para rescates, así como el material necesario para la asistencia.

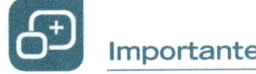

## Importante

El correcto desempeño de la atención sanitaria vendrá determinado por las actitudes, aptitudes y habilidades de cada profesional y por la información en la que se apoye a la hora de realizar su trabajo.

La inteligencia sanitaria es por tanto una herramienta básica para las autoridades sanitarias, que ayudará en la toma de decisiones relacionadas con la salud y los daños sufridos por el efecto de la catástrofe. El enfoque que deben buscar irá encaminado a proteger a la población, haciendo una gestión rápida y eficaz, evitando que la catástrofe dé lugar a mayores problemas de salud comunitaria o individual.

Los sistemas de inteligencia sanitaria tendrán una serie de objetivos, que son:

- Obtención de datos de calidad sobre acontecimientos sanitarios y hechos administrativos.
- Formalización de conceptos necesarios para manejar de forma adecuada riesgos y problemas de salud.
- Identificación de problemas tanto de gestión como de salud.
- Dar salida a información de calidad para conocimiento de los usuarios.
- Usar concienzudamente los recursos disponibles.

Se puede clasificar la inteligencia sanitaria en tres niveles según su ámbito de aplicación:

- **Nivel micro:** formado por los profesionales que dan asistencia de forma directa, y cuyo trabajo diario proporcionan información de campo a las autoridades.
- **Nivel meso:** es el nivel medio, en el que se transportan las acciones del nivel micro al macro para que se adapten y sean comprensibles. Este nivel funciona como intermediario.

■ **Nivel macro:** que comprende a los órganos de gestión a nivel nacional e internacional, y es desde donde se procura la eficiencia del sistema sanitario, sirviéndose de la información provista por los niveles anteriores.

## Actividades

1. Averiguar si en todos los países en los que se produzca una catástrofe se podrá llevar a cabo una correcta coordinación entre los distintos niveles de la inteligencia sanitaria. Razonar la respuesta.
2. Señalar si se podría decir que en país cuyo sistema político fuera dictatorial sería más complicada la toma de decisiones tras una situación catastrófica, y por qué.

A continuación, se muestra un esquema del proceso de toma de decisiones en inteligencia sanitaria.

A partir de los datos que se recogen de una catástrofe, se obtiene una información concreta que aporta conocimientos sobre lo que se necesita y lo que se debe hacer, aplicándolo a la inteligencia sanitaria, la cual, sirviéndose de los tres niveles de actuación con los que cuenta, dará utilidad a esos conocimientos aprendidos de la situación.

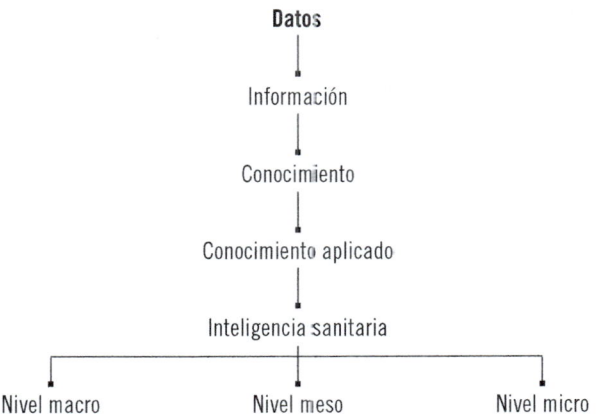

# 3. Fuentes de información y bases de datos

Las fuentes de información serán todos aquellos sistemas a través de los cuales se recolecten datos sobre lo que ha ocurrido en el ámbito de la catástrofe. Una vez obtenidos estos, se incluirán en las bases de datos, que son formas de almacenar la información.

## 3.1. Fuentes de información

Existe un objetivo en común, puesto en marcha por organismos internacionales, que se basa en el conocimiento y estudio de los fenómenos y situaciones que pueden provocar catástrofes. Es imprescindible para afrontar situaciones de catástrofe recoger todos los datos posibles ya que serán útiles para plantear soluciones.

Así a las fuentes de información en casos de catástrofes se les debe dar una gran importancia, ya que de ellas se podrán sacar datos e información de otras situaciones similares, bien ocurridas en el mismo lugar o en distinto sitio. Esto será indispensable para poder prever las necesidades derivadas de la catástrofe, basándose en la información recabada de las fuentes.

Cuando se produce una catástrofe surge un efecto que entorpece la recogida de datos de forma normal. En esta situación se recomienda una serie de sistemas que pueden servir de fuentes de información:

- Informantes estratégicos: agencias y organismos que recaben los datos.
- Análisis y contenido de la prensa: dará pistas sobre lo que se está haciendo y si hay carencias, así como de contradicciones entre autoridades y prensa.
- Cartografía: los mapas ayudan a conocer la situación tras el desastre.
- Misiones de reconocimiento: por tierra, aire o agua, en zonas aisladas o en las que se ha dificultado el acceso, siendo imprescindibles para valorar los daños.
- Encuestas: entre las agencias participantes y comparando datos previos al desastre.

- Análisis secundario de datos: para comparar la situación de antes y después del desastre. Se deben manejar datos anteriores junto con los que se recojan tras la catástrofe. Se deben comparar, por ejemplo, los censos de población que vivía en la zona y el número de viviendas, de manera que se sepa cuanta gente está en peligro, o ha desaparecido o fallecido.
- Comunicación interpersonal a distancia: desde el lugar de los hechos no hay acceso posible a los datos.
- Fotografía aérea: hecha por profesionales, ayuda a medir la magnitud de los daños.
- Imágenes por sensores remotos: tomadas por aviones o satélites.

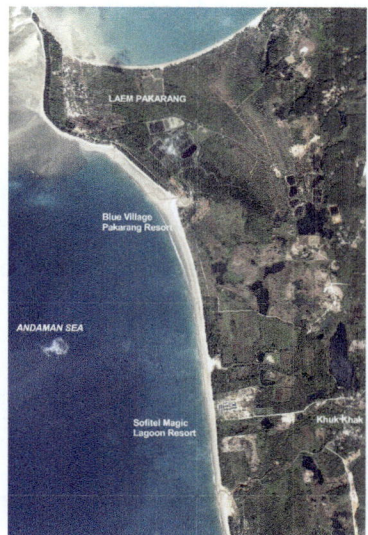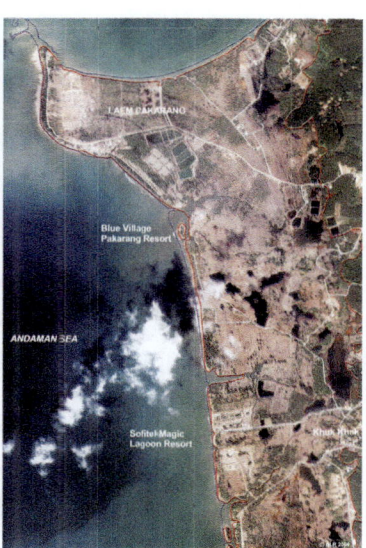

*Costa de Khao Lak, Tailandia, antes y después del Tsunami de 2004. Se observa cómo ha cambiado la orografía de la costa, habiendo desaparecido zonas completas y formándose deltas.*

## 3.2. Bases de datos

Las bases de datos sobre desastres serán imprescindibles para la detección de tendencias y reducción de futuros riesgos. Cada vez se basan más en herramientas muy perfeccionadas, capaces de medir y guardar los datos registrados, alcanzando una gran precisión que no desviará los datos de las investigaciones. Las bases de datos sirven para crear sistemas de alerta temprana.

La base de datos más importante a nivel internacional se encuentra en Bruselas, en el Centro de Investigación sobre Epidemiología de los Desastres. Desde ella, se pueden realizar estimaciones de muertos y pérdidas económicas, incluso en casos de pequeña trascendencia.

**Sabía que...**

El Centro de Investigación sobre Epidemiología de los Desastres lleva activo desde 1988, centrándose en el campo de los desastres internacionales y estudios de salud de conflictos, con actividades de investigación y de formación, vinculación de la ayuda, la rehabilitación y el desarrollo.

Existen además numerosas agencias en todo el mundo que se encargan de recopilar datos referentes a desastres, algunas con un sistema sólido que deriva en muy buenos resultados; aunque es cierto que existen ciertos aspectos que todavía no se han conseguido pulir, como son:

- La definición y tipificación de los desastres en términos de pérdidas.
- Si la situación de crisis afecta a varios países, resulta más difícil la forma de cuantificar los daños, estableciendo concretamente a quién pertenecen.
- Diferenciación de los daños producidos por un desastre en cascada, es decir, si se ha producido una sequía y posteriormente una gran hambruna, será difícil delimitar el punto en el que termina una y empieza la otra, ya que, por norma general, se solapan.
- La falta de un sistema estandarizado para la recolección de los datos influye en que estos no coincidan.
- Los indicadores del impacto no son unánimes. A excepción del indicador de mortalidad, los demás se entienden de forma distinta. Por ejemplo, en algunos países los desaparecidos pasan a contarse como muertos a los doce meses de la catástrofe, pero en otros no.

- Las pérdidas económicas, en la mayoría de los casos, no se cuentan o se hace a la baja.
- No todas las bases de datos prestan su información de forma abierta al público.

 ## Aplicación práctica

**Ha tenido lugar una gran inundación en una ciudad en la que usted se encuentra. Los encargados de recabar información de lo sucedido deciden enviar un helicóptero que tome fotos aéreas de los daños. Diga si con esta medida sería suficiente, y qué más propondría usted para esta toma de datos.**

**SOLUCIÓN**

La petición de imágenes desde una vista aérea no es mala idea, pero se debe compaginar con otras formas de recogida de datos como puede ser a través de personas que informen estratégicamente desde el lugar de los hechos, miembros de agencias u organizaciones y en algunos casos personal funcionario de las administraciones.

Los medios de comunicación suelen tener enviados al lugar de los hechos, y sus publicaciones y hallazgos pueden ser útiles para la obtención de información.

Antes de evaluar cómo ha quedado la zona tras el desastre, se debe averiguar cómo estaba antes; y para ello hay que valerse de la cartografía. Se pueden poner en marcha misiones de reconocimiento, pero en este caso será complicado hacerlo por tierra debido a la inundación, así que se necesitarán medios acuáticos y el helicóptero.

Se pueden pasar encuestas entre los afectados y las agencias presentes en el lugar. Es interesante revisar censos de población y compararlos con los datos tras el desastre. Como última medida, se pueden tomar imágenes de sensores remotos, pero no suelen ser muy sensibles salvo en grandes daños.

# 4. Análisis básico de la población afectada

La población que se ha enfrentado a una situación de catástrofe y ha sobrevivido se ve sometida a sentimientos de miedo, ansiedad, dolor físico, pérdida de motivación, cambios de humor y de identidad, distanciamiento en el entorno social, cambios en el patrón del sueño, pérdida de la capacidad de toma de decisiones, pérdida de concentración y de memoria, pérdida de fe, dificultades para trabajar y para concentrarse en la familia e incluso en el individuo mismo.

En el primer momento, tras la catástrofe, existe un sentimiento generalizado de que lo sucedido no ha sido real, pero a pesar de esta sensación los estudios demuestran que se mantienen las estructuras de respuesta comunitaria, encontrándose que alrededor del 20 % de las víctimas leves da de lado el pánico y presta la primera ayuda ante lo sucedido. Este estado confuso pero solidario se mantiene unas semanas, hasta que los damnificados comienzan a darse cuenta de todo lo que han perdido en la catástrofe.

 **Recuerde**

La situación de estrés que se genera tras una catástrofe puede provocar en la comunidad reyertas, baja moral, improductividad y delincuencia. En momentos normales, la sociedad reduce el estrés con actividades sociales, de manera que en situaciones posteriores a las catástrofes hay que fomentar las actividades lúdicas en grupo para reducir el estrés y procurar comportamientos que se hacían antes de la crisis.

# 5. Situación política

La situación política de un país tras una catástrofe varía según la respuesta que la Administración pública preste para prevenir la situación y una vez se haya producido.

No es de extrañar que en países que no se ha prestado atención ante determinados riesgos que podrían haberse mitigado o ante alertas que se han desechado por ser "poco fiables" se produzca una situación política que comprometa a los gobernantes.

El primer objetivo que debe cumplir una nación de cara a un desastre es la prevención. Es cierto que existen situaciones en las que es difícil prever las catástrofes, pero en muchas otras existen herramientas para prevenirlas o mitigarlas. Hay muchos casos de países en los que tras haberse producido la situación de crisis la población culpa directamente a la Administración, y esta situación empeora si las labores de asistencia después de la catástrofe no son suficientes para dar cobertura a la población.

Otro de los lastres que puede sentenciar a la clase política tras una catástrofe es la claridad con que presenten las circunstancias y las verdaderas consecuencias de lo ocurrido. La gestión de la información por parte de los políticos hará que tanto a nivel interno del país y su población como a nivel internacional se considere si el gobernante tiene suficiente capacidad para afrontar la situación, dando tranquilidad dentro y fuera de este.

## Recuerde

La serie de terremotos que se produjeron en Afganistán en octubre de 2023, venían precedidos de un gran cambio político tras la salida de las tropas de Estados Unidos del país, los cuales controlaban políticamente la zona y la subida al poder de los talibanes, los cuales no fueron capaces de dar una respuesta inmediata efectiva a la catástrofe, debido entre otras razones a la escasa llegada de ayuda humanitaria por las malas relaciones políticas con otros países. En muchas aldeas, los propios vecinos se encargaron de las tareas de rescate de las víctimas de los escombros, contándose, según algunas fuentes, con más de 2.000 víctimas mortales y millonarias pérdidas materiales de viviendas y ganado.

## 6. Estructura económica

Una vez se ha producido la catástrofe, existen distintos ámbitos económicos que se verán afectados inmediatamente y otros en los que se derivará de estos primeros daños. Dependiendo del tipo de desastre y la magnitud que tenga, las repercusiones sobre la estructura económica serán distintas.

Los efectos comunes a todos los tipos de desastres son:

- Disminuye el número de viviendas e instalaciones disponibles (centros sanitarios, escuelas, etc.).
- Se reducen de manera al menos temporal los ingresos de las personas de clases sociales más bajas y aumenta el desempleo.
- Se interrumpen los servicios de suministro de agua y saneamiento, electricidad, comunicaciones y transportes.
- Se produce una escasez temporal de alimentos y de materias primas, que también repercutirá en que se reinicie la actividad industrial.

Los daños que se producen en la estructura económica tras una situación de desastre se pueden clasificar en tres:

- **Efectos directos:** sobre los bienes duraderos (infraestructuras, construcciones, maquinaria, equipos, materias primas, tierras cultivadas o cultivables, embalses, etc.).
- **Efectos indirectos:** disminuye la producción de bienes y servicios hasta que se produce la recuperación de la capacidad de producción. Se interrumpe la cadena de abastecimiento y se incrementan los costos de materias básicas por la dificultad de llegar al lugar. El país se verá afectado de forma indirecta, ya que tendrá que hacer frente a un gasto extra para prestar ayuda y rehabilitación de la zona.
- **Efectos secundarios:** estos efectos no miden lo que se ha perdido, sino lo que se ha dejado de ganar por la situación que provoca el desastre, que se puede cuantificar como una pérdida en sí.

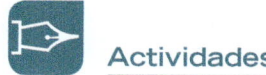

## Actividades

3. Señalar qué efecto sobre la economía de una comunidad o país tras un desastre será más complicado de solventar.
4. En algunas situaciones de catástrofe los gobiernos no pueden hacer frente a la gestión de sus países, de manera que la ONU interviene marcando las pautas a seguir para su administración. Señalar si es esta una opción acertada y si se deberían plantearse en esas situaciones otras alternativas. Razonar la respuesta.

## 7. Costumbres

Cuando por causas mayores, como desastres, la estructura social y familiar se rompe, se procede a una reorganización en zonas distintas y en muchas ocasiones en países distintos. Estas nuevas ubicaciones traerán consigo a los damnificados una situación distinta que desemboca en sentimientos de ansiedad, sorpresa, desorientación y confusión. Es habitual que aparezca rechazo recíproco a las costumbres de los que llegan y a los que estaban ya allí. Pueden afectar a muchas de las actividades básicas de la vida cotidiana, como la alimentación, la ropa, los cuidados en salud, la forma de establecer relaciones interpersonales, etc.

Para evitar esta situación la Administración, o el órgano que se encargue de la reasignación de las personas afectadas a otros lugares, deberá conocer las características del lugar de destino, para evitar grandes diferencias, planificar una serie de actividades con las que puedan mantenerse las costumbres de los huéspedes sin interferir en las de quienes los acogen y fomentar el conocimiento recíproco de las distintas comunidades para llegar a la comprensión mutua.

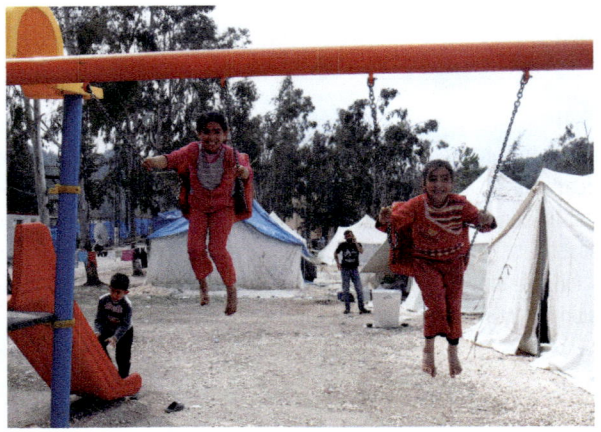

*En campos de refugiados de todo el mundo se habilitan zonas de ocio, especialmente para niños, los cuales asumen costumbres del lugar que los acoge y, además, aportan sus propias formas de divertirse.*

## 8. Credos religiosos

En todo el planeta existen gran número de tradiciones religiosas, lo cual será determinante en cuanto a la visión que tengan tras acontecer la catástrofe. Para la planificación de las tareas a desempeñar tras el suceso se deberán tener en cuenta los credos religiosos que existan o coexistan en la comunidad afectada, que en muchas regiones del mundo pueden ser varias, siendo muy importante a la hora de ocuparse de supervivientes, familiares y el resto de víctimas.

La importancia de esto se basa en que cada credo religioso, dentro de cada cultura, tiene su propia visión y sus propias consideraciones en cuanto a la forma de ocuparse de los muertos y los heridos. En cada caso se debe ser comprensivo en cuanto a la sensibilidad para tratar a las víctimas.

También se debe tener muy presente que a pesar de las tradiciones religiosas de cada comunidad, los aspectos legales correspondientes a la asistencia de las víctimas no deben ser vulnerados.

Normalmente existen equipos de religiosos que prestan asistencia en situaciones de catástrofe, dando un apoyo valioso y oportuno a heridos, personas desconsoladas por las pérdidas y otros afectados.

Las funciones de los equipos religiosos en situación de catástrofe son las siguientes:

- Los equipos religiosos acompañarán a los familiares durante el proceso de reconocimiento de los cadáveres, y se encargan de prepararlos antes de ser enterrados según las costumbres propias.
- Se ocupan de los heridos.
- Confortan espiritualmente a los supervivientes.
- Aconsejan a los damnificados sobre las obligaciones religiosas a respetar.

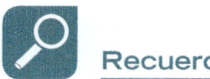

### Recuerde

En el mundo existen aproximadamente setenta religiones oficiales, de las cuales el cristianismo y el islamismo son las que más creyentes reconocidos tienen, así como el budismo, el hinduismo y otras menos numerosas, como la religión tradicional china, las indígenas y afroamericanas, el judaísmo, etc.

## 9. Estructura familiar

En situaciones de desastre y catástrofes repentinas o continuadas en el tiempo (como son los conflictos bélicos o las situaciones de hambrunas y sequías), la estructura familiar en la mayor parte de las ocasiones supone un factor determinante para que se obtenga una recuperación de las víctimas de forma rápida. Los vínculos personales y sociales que existían antes de la catástrofe van a determinar la velocidad con la que se recuperen los damnificados.

En estas ocasiones suele ocurrir que varias personas de una misma familia hayan perdido la vida o sufrido lesiones graves, de forma que esta estructura se rompe y se crean grandes grietas a nivel psicológico y social. Se pierde la red que conformaban tal y como la conocían, de manera que se debe proceder a una reasignación de roles y a la asunción de responsabilidades que antes no eran propias de esos miembros de la familia.

Se debe comunicar la situación de fallecimiento o desaparición a las familias, tarea que deberán llevar a cabo miembros cualificados (psicólogos y trabajadores sociales) para asegurarse de que se ha comprendido bien lo ocurrido, y que se puede desarrollar un duelo normal. Así mismo, para las labores de reconocimiento de cadáveres es indispensable en estos casos la participación de la familia, ya que cuando se trata de un gran número de víctimas mortales, rasgos y detalles diferenciadores serán de gran utilidad para esta labor.

Es indispensable mantener la cohesión familiar, es decir, todos aquellos miembros de la familia que tengan que ser realojados tras la catástrofe deberán estar unidos, y se facilitarán sistemas de localización de miembros que estén refugiados o alojados en otros lugares, ya que esto ayudará a la superación de la vivencia.

Según estudios, las sociedades con mayor exposición a catástrofes o que han sufrido más desastres a lo largo de la historia tienen un mayor concepto del grupo y de la familia.

Los cambios en los hábitos familiares tras una catástrofe son los siguientes:

- Las familias no pueden mantener a sus hijos como lo hacían antes de la catástrofe.
- Los hombres no trabajan y las mujeres no pueden llevar a cabo sus tareas cotidianas.
- Se va reduciendo el apoyo desde el exterior a medida que pasa el tiempo, sobre todo en el aspecto religioso.
- Cambian o desaparecen las funciones o roles familiares, causando estrés que a veces da lugar a mayores rupturas familiares.
- Haber presenciado muertes de personas cercanas o situaciones de extremo peligro provoca un estado de alerta constante que perjudica la relación tal y como existía antes.

## 10. Demografía

Se puede definir la demografía como la ciencia que estudia la estructura de la población y su dinámica, en relación con las formas de subsistencia, los recursos y el desarrollo.

El desarrollo demográfico de los países del mundo ha evolucionado en el siglo XX y lo que va del XXI, marcado por las situaciones bélicas y catastróficas. En situaciones bélicas, la población adulta y joven ha disminuido por la mortalidad, así como el número de nacimientos por la ruptura de las familias (los hombres se van a luchar de manera que se reduce el número de embarazos). Existen, pues, unas tendencias muy diversas entre países que viven situaciones de crisis prolongadas y otros que no. Es habitual ver que países en vías de desarrollo acumulan el mayor porcentaje de población mundial, y son estos países los que incrementan su población de manera más rápida.

Las situaciones de catástrofe además vienen acompañadas de una mayor propagación de enfermedades y una situación de malnutrición que desembocan en un alto número de muertes, más allá de las producidas directamente por el fenómeno catastrófico. También es cierto que en zonas o países desarrollados las muertes secundarias a la catástrofe serán inferiores, ya que tras la situación aguda se ponen en marcha mecanismos de ayuda eficientes, cosa que no ocurre en otros países.

En el siguiente cuadro, se detalla el número de nacidos en Ucrania desde que se iniciara el conflicto bélico con Rusia, habiéndose producido un descenso de nacimientos considerable.

| Evolución de niños nacidos en Ucrania desde que se inició la guerra con Rusia | | |
|:---:|:---:|:---:|
| 2021 | 2022 | 2023 |
| 273.800 | 206.032 | 187.400 |

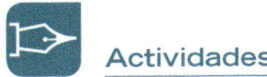

## Actividades

5. En una comunidad afectada por una catástrofe en la que la mayoría de las personas son de la religión A y hay una minoría de la religión B, plantear cómo se debería actuar para prestar suficiente atención a los rituales y costumbres de los de la minoría religiosa.
6. En una situación bélica, los hombres son llamados o se prestan voluntarios para luchar por el bando con el que se sienten identificados. Averiguar cómo afectará esto a la estructura familiar.

## 11. Enfermedades

Las catástrofes tienen un impacto sobre la salud que se puede dividir en tres apartados:

- **Crecimiento de la tendencia a contraer enfermedades.** Debido a la debilidad derivada de la situación vivida en la catástrofe, se produce una debilidad del sistema inmunitario, que vendrá dada por situaciones de malnutrición por falta de alimentos básicos. Esto puede ser debido a la falta de recursos para comprar los alimentos, o que no lleguen en cantidades suficientes para abastecer a todas las víctimas. Esta situación deriva en un gran número de muertos, sobre todo en los primeros momentos de la emergencia.
- **Aumento de la exposición a enfermedades.** Hay varios factores que provocan que la exposición a enfermedades crezca, como son por ejemplo los movimientos masivos de personas, las cuales terminarán en lugares hacinados, sin unas normas mínimas de higiene y eliminación de residuos, de manera que estarán en contacto directo con aguas fecales, basuras, desechos de materiales infectados y otros focos de enfermedades. Además, cualquier persona infectada por una patología respiratoria infecciosa, paludismo, sarampión o diarrea infecciosa, por ejemplo, propagará la enfermedad de forma rápida. Aparecen también procesos como la zoonosis (contagio de enfermedades animales a humanos). En situaciones bélicas, se cuenta con un elevado número de contagios por

sida y otras enfermedades de trasmisión sexual, debido en gran parte a abusos sexuales.

La zoonosis es cualquier enfermedad o infección que se da en los animales y que es transmisible al hombre en condiciones naturales.

■ **Elevación de las enfermedades mentales.** La situación vivida en el momento de la propia catástrofe y el posterior hará que afloren desórdenes psicosomáticos, afectivos y del comportamiento.

En la siguiente tabla, se presentan las principales infecciones que causan enfermedades en los periodos posteriores a una catástrofe.

| Infecciones transmitidas por agua o alimentos | Sobre todo gastrointestinales y hepatitis. |
|---|---|
| Infecciones respiratorias | Por situaciones de hacinamiento. |
| Infecciones de heridas | Por contaminación con tierra, aguas fecales, etc. |
| Infecciones transmitidas por vectores | Por crecimiento de larvas y mosquitos que transmiten enfermedades como malaria y dengue. |
| Infecciones asociadas a cadáveres | Hay enfermedades que pueden durar días y ser contagiosas, como el VIH y la tuberculosis. |

# 12. Estructura sanitaria

Las situaciones de catástrofe, y de forma más habitual las bélicas, van a provocar una serie de modificaciones en los sistemas sanitarios y su estructura, dando lugar a importantes daños que tendrán su repercusión directa en la comunidad. Entre las modificaciones producidas en cuanto a la estructura sanitaria tras una catástrofe destacan:

■ **Pérdida de la capacidad de planificación y gestión.** Al responder los medios ante la catástrofe, se produce una falta de personal y de recursos habituales. Además, la gestión se ve afectada por la desestructuración política y social. En estos casos, la gestión y la planificación se harán desde agencias u organismos de ayuda como ONG, lo cual puede derivar en que el sistema sanitario no recupere su vinculación con la administración, la cual es incapaz de llevar a cabo la coordinación.

- **Reducción de los medios financieros y humanos disponibles.** El desastre traerá consigo graves problemas económicos, los cuales afectarán a las partidas asignadas a la sanidad. Se reducirán primero programas preventivos y de promoción de salud (como vacunas o prevención de enfermedades de transmisión sexual). Se pueden dar situaciones de reducción de sueldos de los profesionales sanitarios que se traducirá en desmotivación y huída hacia lugares más estables en muchos casos.
- **Destrucción de infraestructuras sanitarias.** Como sistemas de provisión de agua y saneamiento, lo cual hará casi imposible la atención sanitaria.
- **Dificultades para el acceso a los servicios.** De todo lo anterior se deriva una consecuencia principal: dificultad para que la población encuentre accesible la asistencia.

Los objetivos para garantizar la supervivencia de la estructura sanitaria son:

- Prevención y reducción de la mortalidad.
- Suministrar atención a las víctimas en todos los aspectos.
- Prevenir la propagación de enfermedades.
- Prevenir la malnutrición.
- Restablecer la estructura sanitaria lo antes posible.

# 13. Estructura de asistencia social

En situaciones posteriores a una catástrofe, la figura de los asistentes sociales se basa en cumplir unos objetivos básicos:

- Evaluación del trauma.
- Evaluación de la intervención a realizar y la respuesta que crea en el individuo y en el colectivo o comunidad.
- Detección de casos especialmente vulnerables (ancianos, niños, mujeres, minorías étnicas, etc.).

Normalmente la estructura asistencial previa que existiera en el lugar de la catástrofe se verá desbordada, y agentes externos deberán ser los que actúen sobre la población.

Para que la estructura de asistencia social tenga utilidad tras acontecer una catástrofe es imprescindible que se lleven a cabo las siguientes intervenciones:

- Hacer que los supervivientes tomen conciencia de lo sucedido.
- Ayudarles a expresar e identificar sentimientos (los más habituales son pena, rabia, culpa, angustia y miedo).
- Dar indicaciones de cómo superar los problemas y carencias de la nueva situación vital.
- Dar tiempo para la fase de duelo (lo habitual es que se hayan perdido personas de la familia o amigos, pero aun sin que haya fallecido gente conocida habrá lugar a una situación de duelo).
- Evitar frases hechas como: "No pasa nada, tranquilo, no te preocupes".
- Respetar las características personales, sus conductas y las necesidades de cada individuo.
- Identificar posibles patologías psicosomáticas para darles tratamiento temprano.

## 14. Orografía

La orografía son las elevaciones que pueden existir en una zona en particular de un país o región, y es útil conocerla para comprender el relieve del lugar.

La orografía determinará una serie de fenómenos climáticos, como la nubosidad, las precipitaciones, los vientos y las escorrentías, haciendo que en lo que respecta a catástrofes naturales puedan cambiar los efectos debido a la orografía.

En el ámbito de la inteligencia sanitaria, deberá tenerse en cuenta esto para la prevención de un desastre y para la actuación tras haberse producido. Por ejemplo, si tras una catástrofe de cualquier tipo se sitúa a los refugiados en una zona montañosa en la que la velocidad del viento aumenta por causas orográficas, será peligroso para las personas.

### Lluvia orográfica

Las llamadas lluvias orográficas se producen por el ascenso de una columna de aire húmedo al encontrarse con un obstáculo orográfico, como una cordillera. Al subir el aire se enfría y alcanza una alta humedad que provoca la lluvia, que suele ser torrencial. En la cordillera de los Alpes Neozelandeses se dan las precipitaciones más intensas del planeta.

**Representación del efecto orográfico o lluvia orográfica**

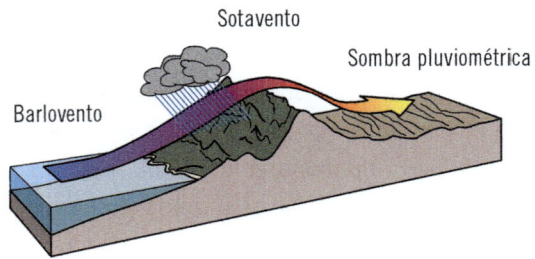

 **Importante**

En la lluvia orográfica, el aire húmedo al subir desde el mar y toparse con las montañas, provoca la lluvia torrencial. Además, da lugar a que no llueva en la zona posterior a la cordillera, provocando la sombra pluviométrica.

 **Actividades**

7. Señalar si los psicólogos, terapeutas y psiquíatras se deben considerar personal de emergencia en situaciones de catástrofe con múltiples muertes, y por qué.
8. Averiguar a quién corresponderá el estudio de las zonas orográficas de un país o territorio y por qué tiene tanta importancia de cara a la prevención de desastres.

## 15. Vías de comunicación

Uno de los efectos que genera una situación de catástrofe es el deterioro de las vías de comunicación. Bien puede ser debido a que el propio desastre haya causado daños sobre las infraestructuras, o porque se hayan producido efectos indirectos sobre los medios para llevar a cabo el transporte a través de esas vías, como, por ejemplo, agotamiento de combustible para llevar a cabo los transportes.

La zona afectada sufrirá una serie de efectos adversos por causa de la catástrofe:

- **Dificultad o imposibilidad de la accesibilidad** a la zona, por deterioro de las vías de comunicación, impedimentos en los desplazamientos y/o incremento del riesgo para entrar en las zonas afectadas.
- **Daños en infraestructuras,** por destrucción de carreteras, aeropuertos, puertos, etc.
- **Disminución de recursos humanos,** muerte o lesiones de las personas responsables de los transportes, lo que dará lugar a colapso y retrasos.
- **Destrozo y pérdida de equipamientos y suministros** necesarios (camiones, aviones, ferrocarriles y medios de transporte en general).

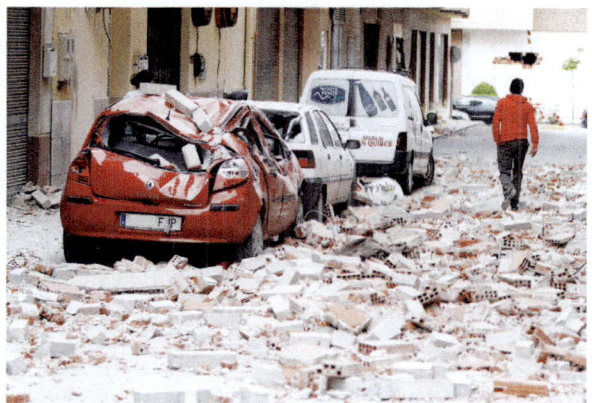

*Daños en vías de comunicación derivados de un terremoto*

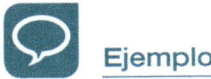

**Ejemplo**

El terremoto de Lorca (Murcia) en 2010, dejó importantes daños en las carreteras y vías de comunicación del centro y periferia de la ciudad. Hasta que no se llevaron a cabo las tareas de desescombro, no se pudo acceder a ciertos puntos de la ciudad para valorar los daños.

## 16. Redes de comunicación

Una vez se produce la situación de crisis o desastre, es habitual que durante los primeros instantes se produzca una situación de pánico, con gran descoordinación a niveles inferiores (Policía Local o Municipal, servicios sanitarios del lugar, etc.). Uno de los principales problemas es el colapso en las redes de comunicación que les une. Con un plan de emergencias bien delimitado, en el que se prevean las necesidades de comunicación, la tendencia a la desorganización se reducirá al mínimo.

La comunicación debe ser accesible y fácil, para dar una respuesta segura ante las necesidades que surjan de la catástrofe y el contacto con el exterior de la zona afectada. El personal involucrado en las tareas posteriores a la catástrofe debe conocer y saber manejar al menos de forma básica los sistemas de comunicación.

Se suelen utilizar emisoras y sistemas de radiofrecuencia (radio) que pueden ser VHF y HF, que pueden acceder a líneas telefónicas con un sistema informático adecuado. Además se utilizan teléfonos vía satélite, que permiten comunicaciones rápidas y de calidad, pero que tienen la limitación de la cobertura; además de los tradicionales teléfonos fijos, fax y elementos electrónicos (correo electrónico y redes sociales), aunque se debe saber que dependen de la red telefónica y en ocasiones esta se ve colapsada o dañada por la catástrofe en sí.

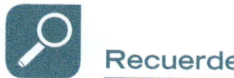

## Recuerde

Tras el terremoto de 8.9 grados que asoló Japón en 2011, se produjo un colapso de las redes de telefonía, lo cual hizo que los ciudadanos usaran de forma masiva las redes sociales para comunicarse, poniendo en marcha la iniciativa *"Japan person finder"* (buscador de personas en Japón) a través de *X, Facebook, Youtube* y *Google-Geo Eye,* pudiendo contactar los afectados con gran éxito.

## Aplicación práctica

**Se ha producido un importante incendio en una localidad de montaña. Usted acude a prestar asistencia en las tareas contraincendios. Ha encontrado a varias personas heridas que salen de sus viviendas para ponerse a salvo, próximas estas al lugar del fuego. Usted necesita comunicarse con los servicios sanitarios.**

**¿De qué medios se valdría para ello? Tenga en cuenta que el fuego ha dañado dos torres de repetición de telefonía fija y las líneas de teléfono móvil están saturadas por las llamadas continuas.**

### SOLUCIÓN

Lo habitual es comunicarse mediante sistemas de radiofrecuencia (radio) que pueden ser VHF y HF. Los teléfonos móviles están saturados en lo que respecta a la capacidad de llamadas, pero sí se puede hacer uso de la mensajería (SMS) y de las conexiones de datos o Internet, en sistemas preparados para ello, pudiendo contactar con alguien que sí pueda avisar a los servicios de emergencia, dando los datos suficientes. Las líneas de telefonía fija, y por tanto los faxes, están inservibles por el momento. Así que, resumiendo, habrá que comunicarse con los sanitarios mediante radio e Internet (redes sociales, correo electrónico y similares).

## 17. Resumen

La inteligencia sanitaria es la selección y presentación de información a los profesionales clave, de manera que puedan llevar a cabo acciones que modifiquen la salud, usándose como herramienta para conseguir una respuesta óptima. Las fuentes de información tienen como objetivo en casos de catástrofes la recopilación de datos para valorar las necesidades y se basan en distintos sistemas para recopilar la información.

Las bases de datos sirven para crear sistemas de alerta temprana, reduciéndose futuros riesgos gracias a la información que contienen y que se estudia de forma continua.

La situación de catástrofe provoca en la sociedad superviviente sentimientos de miedo, ansiedad, dolor, pérdida de motivación, cambios de humor y de identidad, distanciamiento social y otras dificultades para llevar una vida normal. Para conseguir una situación política estable tras una catástrofe, la administración debe procurar prevención, claridad en la información y labores de asistencia que den cobertura a las necesidades.

La catástrofe afectará a la estructura económica a nivel directo, indirecto y secundario, y las costumbres y credos religiosos deberán respetarse para procurar que la sociedad se mantenga unida. Quienes prestan ayuda deben ser tolerantes con las costumbres y ritos que se lleven a cabo.

En catástrofes, se producen normalmente muertes de miembros de la familia, que suponen una pérdida de roles dentro de esta estructura. Con las catástrofes crece la tendencia a contraer enfermedades y se eleva el número de dolencias mortales. Así mismo, la estructura sanitaria y social se verá desbordada por un gran número de casos que asistir, así como se verán afectadas las vías de comunicación y las redes de comunicación.

## Ejercicios de repaso y autoevaluación

1. **La inteligencia sanitaria es:**

   a. La selección y presentación de información de manera que se puedan llevar a cabo acciones que mantengan la sa ud de pacientes como de comunidades, valorando las prioridades y las alternativas más efectivas.
   b. Útil para conseguir una respuesta óptima a los problemas de salud.
   c. Se basa en la adaptación a lo demandado tras la situación, aumentando el margen de incertidumbre para los damnificados y para la población general.
   d. Es una herramienta básica para las autoridades políticas para tomar decisiones en el ámbito de una catástrofe.

2. **¿Cuál de los objetivos que caracterizan a la inteligencia sanitaria es falso?**

   a. Obtención de datos de calidad sobre acontecimientos sanitarios.
   b. Formalización de conceptos necesarios para mejorar la forma adecuada de riesgos y problemas de salud.
   c. Identificación de problemas tanto de gestión como de salud.
   d. Usar concienzudamente los recursos disponibles.

3. **Señale si son verdaderas o falsas las siguientes afirmaciones con respecto a las fuentes de información:**

   a. Es aconsejable analizar el contenido de la prensa.

      ☐ Verdadero
      ☐ Falso

   b. Se deben hacer encuestas entre los políticos para conocer los datos previos al desastre.

      ☐ Verdadero
      ☐ Falso

c. Las fotografías aéreas y las imágenes por satélite son lo más efectivo para conocer el alcance del desastre.

☐ Verdadero
☐ Falso

**4. ¿Qué limitaciones tienen aún las bases de datos? Señale la incorrecta.**

a. Falta un sistema estandarizado para la recolección de los datos.
b. No todas las bases de datos están abiertas al público.
c. Las pérdidas económicas se cuentan al alza.
d. Los indicadores de impacto no son unánimes.

**5. Diga si las frases son verdaderas o falsas, sobre los signos y síntomas que aparecen en la población afectada por catástrofes:**

a. Miedo, ansiedad y dolor físico.

☐ Verdadero
☐ Falso

b. Cambios de humor y de identidad.

☐ Verdadero
☐ Falso

c. Acercamiento a su entorno social y pérdida de concentración y memoria.

☐ Verdadero
☐ Falso

d. Dificultades para trabajar y aumento de la concentración.

☐ Verdadero
☐ Falso

e. Se genera estrés en la comunidad, y es bueno que se dejen de lado actividades de ocio para que se eviten reyertas.

☐ Verdadero
☐ Falso

6. **¿Cuál de los siguientes objetivos es el principal de la clase política de cara a una situación de catástrofe?**

a. Llevar a cabo labores de asistencia suficientes para dar cobertura a la población.
b. Claridad en la información que se presta a a ciudadanía.
c. Dar una buena imagen de cara a la opinión internacional.
d. Prevención.

7. **¿Cuáles son los efectos económicos más comunes en los desastres?**

a. Aumentan los ingresos de forma temporal.
b. Disminuye el desempleo.
c. Se interrumpen los servicios de suministro de agua y electricidad, entre otros.
d. Disminuye la producción de bienes y servicios solo de forma inmediata.

8. **¿Qué situación puede desencadenar un cambio en las costumbres de las personas afectadas por catástrofes?**

a. La reorganización de la población en nuevos lugares, con culturas y costumbres distintas.
b. La pérdida de sus bienes materiales.
c. La pérdida de los trabajos de los damnificados.
d. La planificación de actividades que ayuden a mantener las costumbres de los huéspedes en el lugar de alojamiento.

9. **Diga si es verdadera o falsa la siguiente afirmación:**

Dentro de las funciones de los equipos religiosos que prestan asistencia tras una catástrofe están acompañar a las familias durante el proceso de reconocimiento de cadáveres, confortar espiritualmente a los supervivientes, inculcar sus ideas a personas que no sean afines a su religión para que encuentren consuelo y aconsejar a los damnificados sobre las obligaciones religiosas a respetar.

☐ Verdadero
☐ Falso

10. **¿Cuál es la respuesta incorrecta en relación a que lo que los estudios científicos han demostrado sobre las familias sometidas a una situación de catástrofe?**

　a. Los hombres no trabajan y las mujeres no pueden llevar a cabo sus tareas cotidianas.
　b. Se reduce poco a poco el apoyo externo sobre las familias, sobre todo en el aspecto económico y religioso.
　c. Cambian o desaparecen las funciones o roles familiares, causando estrés que a veces da lugar a mayores rupturas de la unidad familiar.
　d. Quienes han presenciado muertes o situaciones de extremo peligro sufren un estado de alerta constante que perjudica a las relaciones.

11. **¿Qué es la demografía?**

_____
_____
_____
_____

12. **¿Qué efectos tienen las catástrofes sobre las enfermedades?**

　a. Se produce una debilidad del sistema inmunitario, derivado de situaciones de cansancio físico.
　b. Aumenta la exposición a enfermedades, sobre todo cuando hay situaciones de movimientos de personas.
　c. Se estabiliza la aparición de enfermedades mentales.
　d. Las infecciones gastrointestinales se producen por vectores como larvas y mosquitos contaminados.

**13. Diga de las siguientes afirmaciones cuáles son verdaderas o falsas:**

a. Tras una catástrofe se produce una pérdida de la capacidad de planificación y gestión sanitaria porque se paralizan los servicios desde las administraciones centrales.

☐ Verdadero
☐ Falso

b. Se reducen los medios financieros y humanos disponibles para sanidad, sobre todo los programas preventivos.

☐ Verdadero
☐ Falso

c. Se produce una reducción de las infraestructuras sanitarias sobre todo de vacunas.

☐ Verdadero
☐ Falso

d. La situación de catástrofe no afecta al acceso que tiene la población a los servicios sanitarios, de hecho, resultará más sencilla esta asistencia por la llegada de personal de ayuda humanitaria.

☐ Verdadero
☐ Falso

e. Para garantizar la supervivencia de la estructura sanitaria, la administración debe suministrar atención a las víctimas en todos los aspectos.

☐ Verdadero
☐ Falso

**14. Señale cuál de los elementos siguientes pueden verse afectados por la orografía de un lugar en lo que respecta a catástrofes naturales:**

a. La nubosidad.
b. Los vientos.
c. Las precipitaciones.
d. Todas las opciones son correctas.

## 15. Señale si las siguientes frases son verdaderas o falsas:

a. Tras la catástrofe, se dará una situación de dificultad para acceder a la zona y aumento del riesgo para entrar a los lugares afectados.

☐ Verdadero
☐ Falso

b. El daño sobre las infraestructuras provocará un aumento de los recursos humanos disponibles.

☐ Verdadero
☐ Falso

c. Una de las redes de comunicación más utilizada en situaciones de catástrofes es la telefonía fija, y también los faxes.

☐ Verdadero
☐ Falso

d. En los últimos años se han introducido las nuevas tecnologías de internet y sus aplicaciones de redes sociales para la localización de personas desaparecidas tras catástrofes.

☐ Verdadero
☐ Falso

e. Los sistemas de radio utilizados como redes de comunicación en catástrofes son las VHF y las FV.

☐ Verdadero
☐ Falso

Capítulo 5

# Aplicación de la doctrina de mando en las catástrofes

# Contenido

# 1. Introducción

Se define mando como autoridad y poder que tiene el superior sobre sus súbditos; persona o colectivo que tiene la autoridad.

En una situación de catástrofe es imprescindible que exista una doctrina de mando, en la que cada estamento que lo compone obedezca y cumpla sus funciones dentro de la jerarquía establecida, de manera que se obtenga una mayor coordinación de los distintos niveles.

Además, dentro de cada nivel existirá una persona al mando, que se encontrará por debajo del mando superior, pero que a su vez tendrá como subordinados a los que estén por debajo suya en rango.

Esto deriva de la doctrina militar, donde se establece este tipo de jerarquía.

# 2. Bases conceptuales

Es indispensable basarse en la organización como primer paso para prestar una asistencia cualificada en caso de catástrofes con múltiples víctimas.

La llamada **Teoría Organizativa** incluye todo el mecanismo de toma de decisiones y mando, trabajo en equipo y responsabilidad, teniendo en cuenta el factor humano como objetivo final de toda la actividad a llevar a cabo.

En situaciones de catástrofes naturales u otras causadas por el hombre, se debe dar prioridad al trabajo en equipo, de manera que se puedan resolver las situaciones teniendo en cuenta que los medios con los que se contará no serán los mejores en estas situaciones de emergencia.

La persona que manda en una situación de catástrofe será aquella sobre la que recaerá la pregunta de qué hacer, ya que se espera de esta que tenga la capacidad para dar solución al problema en esas situaciones de desorden y confusión. Así, quien ejerza la autoridad debe estar completamente entrenado para ello, y deberá conocer sus funciones concretas y a quiénes debe delegar qué actividades.

Para que se lleve a cabo la coordinación entre los distintos equipos, se establece una jerarquía de mando, con la figura del coordinador. Este lleva a cabo la acción de mando a través de los jefes de cada equipo de intervención presentes en la situación de catástrofe. Estos jefes naturales de cada equipo harán lo mismo con los jefes establecidos dentro de su personal. Por ejemplo, se establece un coordinador, que emite órdenes al jefe sanitario, al jefe de bomberos y al jefe de policía, y estos a su vez nombran unos responsables para que sean quienes lleven a cabo las tareas concretas que ellos supervisarán. En ocasiones, estos subordinados a su vez delegan en otras personas del equipo; pero, como se verá más adelante, cuantas más personas estén en la cadena de mando, será más complicada la gestión de la situación.

 **Nota**

El concepto de jerarquía es ampliamente aplicado a la gestión de las organizaciones para designar la cadena de mando.

Normalmente, la persona que lleve a cabo la labor del coordinador será aquella que mayor interés tenga en la zona; por ejemplo, en un incendio el jefe de bomberos.

Para que se lleve a cabo una asistencia eficaz en catástrofes será indispensable que exista una estrategia o táctica de actuación. La estrategia es una combinación de reglas y procedimientos que asegura la mejor decisión que se debe tomar, mientras que la táctica son las actividades que se llevan a cabo ante la situación concreta.

Existen una serie de términos que deben conocerse para comprender el concepto de la doctrina de mando. A continuación, se describen cada uno de ellos, sin ningún orden en particular:

- **Autoridad política.** Se define como el derecho o la facultad de dirigir eficazmente la actividad de los socios al bien común de la sociedad. Las decisiones que se tomen desde la autoridad política deben ser obedecidas, no deberá coincidir con la persona que ejerce el mando.
- **Mandar.** Tiene trece acepciones distintas en el Diccionario de la Lengua Española, pero valgan las relacionadas con este tema y que se insertan en el siguiente cuadro.

**Distintas acepciones de 'mandar"**

Ordenar al súbdito

Imponer un precepto

Enviar a alguien o remitir algo

Encomendar o encargar algo

Regir, gobernar, tener el mando

Manifestar la voluntad de que se haga algo

Hay que destacar que ninguna de estas definiciones implica que la orden o la decisión tomada por la autoridad de mando tiene por qué ser consensuada con nadie.

- **Mando.** El mando por tanto supone la secuencia de actos que dirigen, coordinan y controlan aquellas labores necesarias para la consecución de un fin; en este caso, el fin será una correcta administración en la situación de catástrofe. Está representado por una persona que ejerce la acción de mando.
- **Cuota de autoridad.** Es el grado de poder que se le ha conferido a una persona para que lleve a cabo la actividad de mandar.
- **Atribuciones.** Se definen como cada una de las facultades o poderes que corresponden a cada parte de una organización política o privada según las normas que se ordenen. En cuanto a la doctrina de mando, se refiere a los poderes conferidos a las personas que ejercen los cargos.
- **Responsabilidad.** Es la capacidad existente en todo sujeto activo de derecho para reconocer y aceptar las consecuencias de un hecho realizado libremente, y en el caso de la doctrina de mando en caso de catástrofes implica la aceptación de las consecuencias de las decisiones tomadas.

- **Orden.** Se define como el mandato que se debe obedecer, observar y ejecutar. La orden dada por la persona que se encuentra al mando debe ser clara, para evitar la ambigüedad en su interpretación. Una vez se da la orden se debe cumplir sin objeciones. Debe incluir el cuándo y el cómo, pero no el porqué.
- **Control.** Se entiende por control el procedimiento mediante el cual se subsanan las variaciones entre la tarea llevada a cabo y lo que se ordenó en un principio. Una vez se da una orden es imprescindible que se controle su cumplimiento tal y como se había mandado.
- **Obediencia.** Es la acción de obedecer, es decir, cumplir la voluntad del que manda.
- **Disciplina.** Se puede decir que es la regulación de los comportamientos de las personas miembros de un equipo o jerarquía, que deben cumplir las reglas que lleven al cumplimiento de las órdenes.
- **Decisión.** Se define como la determinación o resolución que se toma o se da en una situación dudosa. Se elige entre varias posibilidades, buscando la que se más se ajuste a los objetivos a conseguir. Relacionada con la decisión se encuentra la responsabilidad para llevar a cabo la orden con juicio.
- **Firmeza.** Denota entereza, constancia, fuerza moral de quién no se deja dominar ni abatir. Una persona firme, tras tomar una decisión, la mantendrá y no se dejará influir para cambiarla.
- **Prudencia.** Se entiende como prudencia la sensatez y el buen juicio, templanza, cautela y moderación.
- **Iniciativa.** Es una cualidad personal por la cual las personas tienen la capacidad de adelantarse a los demás a la hora de hacer una propuesta o llevar a cabo una acción. La iniciativa siempre está envuelta en ingenio y creatividad. Una persona puede tener iniciativa dentro del equipo y no por ello estar llevando la contraria al mando.
  La iniciativa sirve para anticiparse a los demás dialogando, actuando, resolviendo o tomando decisiones sin necesidad de recibir instrucciones de hacerlo.
- **Coordinación.** Coordinar es concertar medios, esfuerzos y personas para una acción común. Se combina el trabajo y la metodología de distintos equipos con fin común.

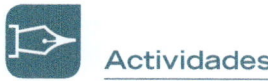

## Actividades

1. Señalar qué característica cree más necesaria en un subordinado: la obediencia o la disciplina. Razonar la respuesta.
2. Comentar si la iniciativa es una buena cualidad para una persona que desempeñe el mando. Señalar también si lo es para un subordinado. Razonar las respuestas.

# 3. Procedimientos para mandar

Existen una serie de procedimientos que se deben seguir para llevar a cabo el mando. Estos procedimientos serán indispensables para que la gestión de la situación de crisis sea lo más efectiva posible, y se eviten errores relacionados con la autoridad.

Los procedimientos para llevar a cabo el mando partirán de la base de que se debe ejercer la autoridad sobre los subordinados.

La persona que vaya a ejercer el mando deberá tener en cuenta que en situaciones de catástrofes se tiende a la desorganización de los equipos.

Los procedimientos que se deben poner en marcha para poder mandar en una situación de este calibre son:

- Evitar que la situación se difunda.
- Control de la zona sobre la que se ha producido el desastre.
- Asistir a las víctimas de forma eficaz y rápida.
- Estar en contacto continuo con todos los equipos e instituciones implicadas.
- Coordinar el transporte y el flujo de ambulancias, así como las necesidades que habrá de ellas.
- Control exhaustivo de la evacuación de las víctimas, con una apropiada recogida de datos acerca de cada uno de los evacuados.
- Coordinarse con el nivel hospitalario para asegurarse que serán capaces de dar una correcta asistencia a los evacuados.

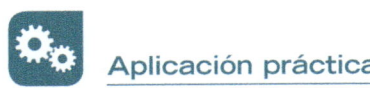

## Aplicación práctica

Imagine que usted es designado como mando en una situación de catástrofe. Ha tenido lugar un terremoto de gran magnitud, que ha afectado a una zona montañosa, donde los edificios se asentaban sobre una colina con tendencia a que se desprendan piedras. Debajo de esta colina, se encuentran numerosas viviendas, que no han sido afectadas, pero que tienen riesgo. El número aproximado de las víctimas heridas es de 129, de distinta gravedad. Tiene a su disposición varios equipos de bomberos, Policía y Guardia Civil y sanitarios. El hospital más cercano se encuentra a 8 km por una carretera comarcal.

Indique cómo aplicaría los procedimientos de mando para esta catástrofe en concreto.

### SOLUCIÓN

En primer lugar debe evitar la difusión de la situación y asegurar la colina con peligro de desprendimientos para evitar daños sobre las casas intactas. Deberá controlar la zona en la que se ha producido el terremoto, acordonando las zonas peligrosas y ordenando la retirada de pedazos de edificios y otros elementos que puedan caer y ser peligrosos. El número de víctimas es muy elevado, de manera que tendrá que procurar que exista un correcto proceso de atención a las víctimas, empezando por la clasificación de la gravedad de sus lesiones, y la correcta evacuación a una zona segura alejada del punto más peligroso de la zona. Deberá comunicarse continuamente con los responsables designados de cada equipo (bomberos, policías, sanitarios, etc.) para que estos se coordinen de forma adecuada y reciban sus órdenes de forma precisa.

Para llevar a cabo la evacuación y traslado de las víctimas, deberá asegurarse de que se toman datos de las que vayan saliendo de la zona, especificando a dónde van y decir qué se les ha hecho para una vez llegadas al hospital no se dupliquen esfuerzos. La vía de evacuación que deberá elegir será por carretera, al hospital cercano; y antes de hacer los traslados, comunicarse con el hospital para saber si son capaces de atender a las víctimas.

## 4. Concepto de gestión de la autoridad

Como se ha visto anteriormente, la autoridad es el poder, la potestad, la legitimidad o la facultad para coordinar, que normalmente es ejercida por los gobernantes o quienes asumen el mando en una situación. La autoridad exige de la obediencia de las personas que conforman el equipo. Esta también delimita quién ejercerá el mando sobre el equipo, asumiendo la responsabilidad de la tarea en cuestión, siendo el mando el que hace efectivas las órdenes de la autoridad.

## 4.1. Principios del mando

Las capacidades que tienen unas personas para ejercer el mando no se pueden enseñar, ya que son innatas, y deben ser tenidas en cuenta para designar a una persona como mando de un operativo.

Se debe explicar el concepto de cadena de mando o jerarquía, que es la secuencia escalonada de personas (mandos) que van ejecutando las órdenes desde el rango inmediatamente superior a ellos. Como norma general, se establece que en una situación de crisis la cadena de mando en inteligencia sanitaria sea directamente sobre tres o cinco personas, que a su vez mandarán en otros por debajo de ellos.

Existen una serie de cualidades que debe tener el mando para poder ejercer, como son:

- Conocimientos teóricos y prácticos sobre el tema en el que ejercerá el mando.
- Conocimiento de sus propias limitaciones y puntos fuertes.
- Debe estar al tanto de las personas sobre las que ejercerá el mando y las capacidades que pueden desarrollar cada uno.
- Debe dar una información clara a sus subordinados y también dar ejemplo con sus propios actos.
- Las órdenes las expresará de forma clara y se encargará del seguimiento de su cumplimiento.
- Generar sentimiento de equipo en el personal.
- Debe tener un sentido de la responsabilidad para con los objetivos y con el personal de su equipo en todo momento.
- No se puede renunciar al mando en mitad de una misión. Tampoco se puede compartir el mando, aunque sí la ejecución o la evaluación del cumplimiento.
- Quien ejerce el mando es el jefe.

- Se debe respetar la cadena del mando.
- No se pueden delegar tareas en las que haya que encomendar órdenes, se darán directamente.
- No se puede ejercer mando sin responsabilidad y sin atribuciones.

Uno de los principios que se debe tener en cuenta en primera instancia es el de hacerse respetar por los subordinados.

El mando sanitario será la persona que se encargará de la coordinación en el lugar del siniestro, organizando la actividad e integrándose en la actividad común, marcada por el mando superior. Existirán en el lugar varios equipos de profesionales cualificados (policía, bomberos, sanitarios, etc.) que tendrán su propio mando, el cual se encuentra bajo la autoridad del coordinador.

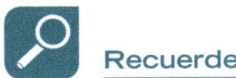

**Recuerde**

El mando sanitario tiene una serie de responsabilidades genéricas que son: estar presente en el puesto de mando de la operación, ordenar a un médico que se haga cargo de la asistencia, ordenar a un profesional cualificado que se haga cargo del triaje y organización del punto de carga de las ambulancias.

## 4.2. Control de los cambios de autoridad

Una vez iniciada la operación y habiéndose establecido la jerarquía de mando en cada una de las áreas sobre las que hay que intervenir, se deberá evitar que a la llegada del personal que no estaba en un principio se cree una situación de cambio en el mando, ya que esto provocará desconcierto en la forma de trabajar y en las órdenes que hay que cumplir.

Se debe establecer de forma protocolizada el puesto que ocuparán estas personas nuevas en cuanto a la cadena de mando. De cada equipo de intervención habrá un jefe, que no se podrá modificar mientras dura la asistencia. Por encima de estos habrá un coordinador, que servirá como eje de las actividades que deben llevar a cabo de forma organizada. Este coordinador es designado por la clase política, la cual conoce la capacidad de esta persona para conducir la situación de crisis. Si la autoridad política durante la situación hace cambios en la autoridad del mando, esto repercutirá de forma negativa en la cadena de mando.

Si la asistencia en la catástrofe se extendiera en el tiempo, y hubiera que hacer cambios con respecto al mando, se deberá expresar a todos los subordinados, para que en todo momento sepan a quién están obedeciendo.

## 4.3. El factor humano en el mando

Como en toda situación de trabajo en la que se ejerce autoridad, el mando en situaciones de catástrofe debe tener una serie de requisitos personales que le confieran autoridad sobre las personas que jerárquicamente están por debajo de él. Es necesario hallar un equilibrio entre la firmeza y la comprensión, sin que los subordinados pierdan el respeto al mando. Algunas de las características personales que debe tener el mando son las siguientes:

- No debería dudar de la palabra de los subordinados, evitando dar excesiva confianza a estos. Será benévolo, pero no débil ante sus peticiones.
- Debe respetar a los subordinados, siendo cortés con todos, y cuidando los modales cuando deba recriminarles algo.
- Debe saber discernir entre órdenes útiles y aquellas innecesarias, y antes de darlas, debe haberlas reflexionado y formulado claramente.
- No es conveniente que inspire temor, y además de mandar debe vigilar que se cumplan sus órdenes.

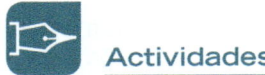

## Actividades

3. Averiguar por qué se recomienda que la persona que ejerce como mando evite dar confianza a sus subordinados.
4. Señalar qué objetivo cree que tendrá el hecho de no parecer débil ante los subordinados, y el no inspirar temor.

## 4.4. Los ángulos de la autoridad

Se entiende por ángulos de autoridad al número de personas sobre las que el mando ejerce su control.

Es decir, la persona que ejerce el mando debe extender su autoridad de forma ordenada y directa sobre un subordinado. La elección de esta persona de responsabilidad inferior no se hará de forma aleatoria, sino que seguirá un orden, una cadena de sucesión de responsabilidad. Además de la autoridad que tendrá la persona por debajo del mando, habrá otro responsable por debajo de este, y así sucesivamente, conformándose lo que se denomina ángulo de autoridad.

Cuanto más abierto sea el ángulo de autoridad, será más difícil controlar que las tareas se ejecuten de forma ideal. Por el contrario, un ángulo excesivamente cerrado, en el que no se deleguen responsabilidades o actividades, hará que se cargue excesivamente a los subordinados.

En el siguiente esquema se puede ver un ejemplo de ángulos de autoridad sanitaria.

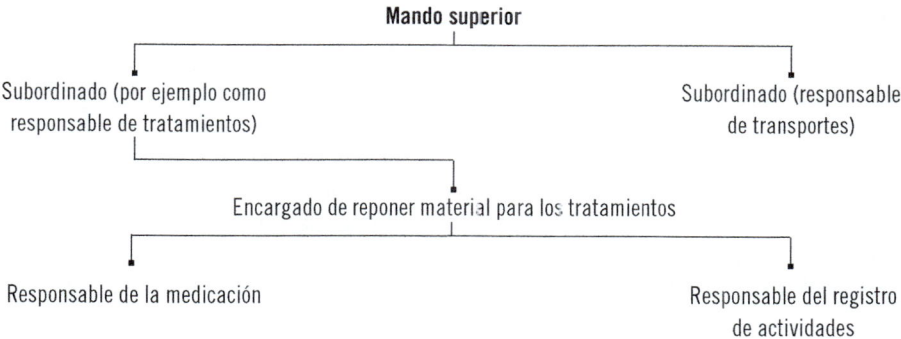

## 4.5. Gestión continua de la autoridad

En la zona de la catástrofe se implantará un Puesto de Mando Avanzado. Desde este punto se gestionará la autoridad de manera que el campo de actuación esté cerca.

Como ya se ha dicho, la jerarquía establece un mando por cada institución que participe en la actividad, que serán los encargados de tomar las decisiones y hacerlas llegar a los mandos inferiores de forma directa. Quien vaya a ejercer de jefe tendrá la obligación de estar continuamente al día en cuanto a las actividades de mando que deberá desarrollar en situaciones de catástrofes, en las que numerosos equipos tendrán que ser coordinados.

En ocasiones aparecen autoridades que imponen órdenes directamente a los subordinados sin que estas sean dadas por los jefes, de manera que se suceden una serie de conflictos de mando.

Otro de los requisitos que debe tener la autoridad es conocer en cada momento lo que sucede, no dando por hecho que ninguna situación vaya a ser definitiva, ya que en estas circunstancias existe un proceso dinámico.

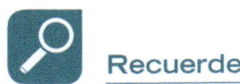

## Recuerde

Los datos determinantes que debe conocer la autoridad de mando son la naturaleza del suceso, la cantidad de víctimas o personas susceptibles de ser damnificadas, las características de las patologías que presentan estas víctimas relacionadas con la naturaleza del suceso, la extensión de terreno afectado, los recursos disponibles en la zona y los que se pueden solicitar y el tiempo que se estima que tardarán en ponerse a su disposición.

## 4.6. Definición de los cargos

Las personas con cargos de autoridad se pueden definir como aquellos sobre los que recaen las responsabilidades relacionadas con la toma de decisiones. Ejercen una influencia o poder social, formalmente reconocidos.

Los cargos se ordenarán de manera que se agrupen de acuerdo con la similitud de tareas que desarrollan en la situación.

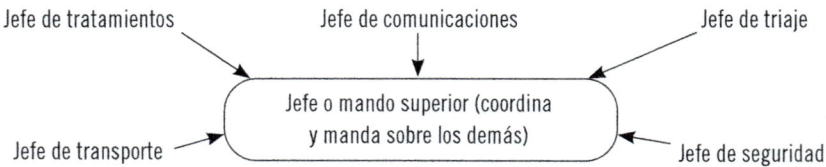

Jerarquía de mando: definición de los cargos indispensables que recibirán órdenes del jefe de mando, coordinador de la situación

## 4.7. Los errores más frecuentes

Existen una serie de errores muy habituales en los procedimientos para mandar. Estos errores deben ser conocidos por los puestos de mando para evitarlos y conseguir que la acción desarrollada se haga con la mayor eficacia y evitando al máximo la aparición de complicaciones relacionadas con su gestión de la situación.

Estos errores son:

- En ocasiones, las autoridades se entrometen en el proceso de mando, causando contradicciones y decisiones equivocadas. Además, en algunas situaciones, estas se establecen en la zona de crisis donde se debe llevar a cabo la toma de decisiones, de manera que entorpecen el proceso de mando.
- Tanto la prensa como los damnificados reclaman una información exhaustiva de lo que está sucediendo, las actividades que se están poniendo en marcha y el porqué de las decisiones que se van tomando, lo cual ejerce presión sobre el mando.
- No es recomendable que la persona que ejerce el mando sea inexperta o no conozca al personal al que tiene que dar órdenes.
- La persona que manda, en ocasiones, se excede en sus funciones, descuidando la principal, que es mandar. Se vuelca en dar información, participar en las actividades de rescate y coordinar a todos los equipos, lo cual hace que sus labores de mando se descuiden.
- No respetan en ocasiones los ángulos de autoridad, dando órdenes a subordinados muy por debajo de ellos, lo cual debe hacerse de forma jerarquizada.
- Otro de los errores es no disponer de instrumental adecuado para comunicarse (equipos de radio, teléfonos, megáfonos, u otros sistemas). Además, el mando deberá ir correctamente identificado mediante ropa distintiva o placas identificativas, para que en todo momento se distinga su rango.

## Actividades

5. Averiguar por qué es importante que el mando conozca el número de víctimas y la gravedad de sus lesiones.
6. Señalar si en una situación de catástrofe debe tener la misma importancia el jefe del equipo de bomberos que el de telecomunicaciones y estos con respecto al mando sanitario. Razonar la respuesta.

## 5. Infraestructuras de mando

La infraestructura de mando delimitará cuál es la secuencia para mandar y obedecer que se establece en una situación de catástrofe, en la que se siguen un orden en el que la autoridad impone mandatos a los subordinados.

A continuación, se describen los puntos más relevantes con respecto a dicha infraestructura.

### 5.1. Definición

Al espacio físico desde el cual se lleva a cabo la organización en la situación de crisis se le conoce como "infraestructura de mando". Pueden ser móviles, eventuales y fijas.

Son imprescindibles una serie de instrumentos para llevar a cabo la coordinación integrada en las infraestructuras de mando. Estos instrumentos son:

- Puesto de mando.
- Cargos bien definidos e identificados mediante uniformes o distintivos claros (se debe saber quién es el jefe a simple vista).
- Protocolo de los procedimientos que se deben seguir. En casi todas las situaciones existen unos planes de emergencia relacionados con la catástrofe ocurrida, que ponen ciertas bases en la forma de actuar.

### 5.2. Gabinete de crisis

Una vez aparece la situación de crisis, se organiza el "gabinete de crisis", que de forma eventual reúne a una serie de responsables y expertos para analizar lo sucedido y las posibilidades de actuar. Cada uno de los componentes tiene la misma importancia jerárquicamente, y estos aportarán ideas y soluciones desde distintos puntos de vista. En el caso de que se forme el gabinete, este tendrá la calificación de autoridad en lo que se refiere a la gestión de la situación de crisis, siendo pues la cabeza de mando.

El gabinete de crisis planteará alternativas, que serán aceptadas o rechazadas por la autoridad competente en la situación de catástrofe.

Es habitual que esté presente un representante de la autoridad política, el cual no tendrá por qué hacer prevalecer su influencia en la toma de decisiones. Los miembros se mantienen en contacto permanente durante la situación de crisis con el objetivo de ir planteando soluciones eficaces ante cualquier eventualidad.

## 5.3. Puesto de Mando Avanzado (PMA)

Como ya se vio, el Puesto de Mando Avanzado (PMA) puede ser una estructura física móvil o fija, desde la que se llevan a cabo las tareas de coordinación y mando en una situación de crisis. Debe estar próximo al lugar del siniestro.

En él estarán los responsables de los distintos equipos que presten actividad en la catástrofe, bajo el mando de un jefe o que estará designado de forma protocolizada en cada caso.

En situaciones en las que las catástrofes son de gran envergadura, se pueden establecer otros puestos de mando, que verán a continuación.

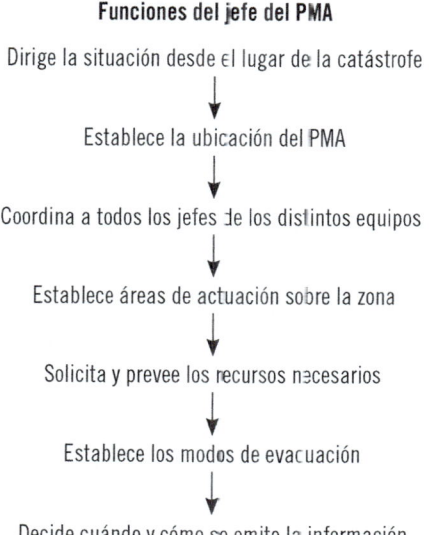

**Funciones del jefe del PMA**

Dirige la situación desde el lugar de la catástrofe

↓

Establece la ubicación del PMA

↓

Coordina a todos los jefes de los distintos equipos

↓

Establece áreas de actuación sobre la zona

↓

Solicita y prevee los recursos necesarios

↓

Establece los modos de evacuación

↓

Decide cuándo y cómo se emite la información

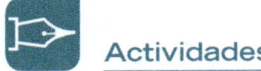

## Actividades

7. Averiguar de dónde viene la importancia de que la información sobre lo ocurrido en una catástrofe salga solo del PMA. Señalar si podría cualquier persona presente dar información a los medios o a los familiares, y razonar las respuestas.
8. Si en una misma situación de catástrofe se establecen un PMA y varios puestos de mando eventuales, señalar si se producirá una situación de solapamiento de autoridades. Razonar la respuesta.

## 5.4. Puestos de mando eventuales

Son los puestos de mando que se instalan paralelos al PMA en ciertas situaciones de catástrofe en que algunos de los equipos intervinientes necesitan su propia área de coordinación de la actividad que estén desarrollando.

Los puestos de mando eventuales pueden ser puntos de coordinación de equipos sanitarios, bomberos y rescate, Policía y Guardia Civil o telecomunicaciones y logística.

Los puestos de mando eventuales permanecerán en activo todo el tiempo que se estime oportuno desde el PMA.

## 5.5. Estrella de coordinación

Hay otra forma de establecer la zona de coordinación, y es mediante la estrella de coordinación. Es un sistema sencillo y muy rápido, que puede funcionar de forma eventual. Los vehículos de mando de los distintos equipos implicados en dar asistencia en la catástrofe se disponen en forma de estrella.

Antes de este establecimiento de los mandos deben estar plenamente coordinados, con buena disposición para la cooperación y una correcta estructura de actuación y de mando.

Vehículos que tomarán parte en la estrella de coordinación

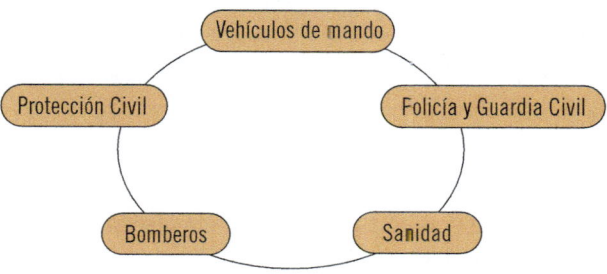

 Aplicación práctica

Usted es el responsable de su equipo sanitario en una situación de inundación importante. Por encima de usted, se presenta como mando una persona especialista en catástrofes con un alto rango militar. Esta persona tiene una amplia experiencia, y conoce muy bien cuáles son sus funciones. Usted es convocado a formar parte del gabinete de crisis que se instala en el Puesto de Mando Avanzado. Aparece el alcalde de la localidad, el cual, quiere imponerse como autoridad.

Indique qué posibles efectos podrá tener esto sobre la operatividad de la coordinación.

SOLUCIÓN

En casos en que las autoridades se entrometen en el trabajo del personal cualificado, se dan situaciones de contradicciones en las órdenes. Así, los subordinados dudarán si el mando lo ejerce el alcalde o el militar que estaba designado.

Cuando el gabinete de crisis se disponga a buscar soluciones, se deberá tener en cuenta que todos los que estén presentes (usted, el militar, el alcalde y los demás convocados) tienen la misma importancia, y pueden aportar soluciones e ideas desde el conocimiento y la experiencia en estas situaciones, y no deberán prevalecer las de una persona sola por ser un representante de la autoridad.

En caso de catástrofes siempre aparecerán heridos o víctimas mortales que precisarán de asistencia sanitaria. De ahí, que siempre estará presente dentro de los puestos de responsabilidad un mando sanitario, encargado de la coordinación en materia de salud, con unas funciones muy específicas.

El mando sanitario coordina las tareas de clasificación, tratamientos y evacuación de los heridos, así como también dispone y ordena el establecimiento de las morgues para albergue de cadáveres.

## Importante

Normalmente el mando sanitario lo ejerce un médico con preparación y capacitación en catástrofes, o en su defecto otro profesional de una categoría distinta que tenga experiencia y formación suficiente para el puesto.

Debe estar lo suficientemente preparado para que las evacuaciones de damnificados se hagan de forma organizada. Es muy importante que los subordinados reciban órdenes concretas de dónde actuar cada uno de ellos, y cuáles son sus funciones, para que no se produzca el caos.

## 5.6. Responsabilidades generales del mando sanitario

El mando sanitario debe cumplir una serie de responsabilidades generales, que son:

- Formar parte del Puesto de Mando Avanzado.
- Coordinar la actividad desarrollada en el puesto de mando específico sanitario.
- Establecer a un subordinado suficientemente cualificado como responsable de la actividad de triaje y clasificación de víctimas.

- Ordenar a un inferior como mando en las tareas asistenciales en el hospital de campaña o en la zona habilitada para el tratamiento.
- Poner a una persona responsable de la evacuación y transporte de pacientes, así como la coordinación con los centros hospitalarios que deberán acoger a las víctimas.

## 5.7. Responsabilidades específicas

Las responsabilidades específicas del mando sanitario son las siguientes:

- Establecerá la organización dentro del puesto de mando sanitario.
- Prever los riesgos a los que se verán expuestos los miembros de su equipo y poner medios para evitarlos.
- Ubicará las zonas donde se ha de prestar la asistencia.
- Localizar puntos adecuados para la evacuación de las víctimas tanto por medios terrestres como por otros que sean convenientes según el tipo de catástrofe.
- Organizar tanto las labores de triaje como las de asistencia, valorando las necesidades de recursos humanos en una y otra tarea.
- Deberá saber qué dimensiones ha alcanzado la situación, para solicitar los apoyos necesarios para dar cobertura suficiente a las necesidades.
- Realizar una evaluación continua de la situación.
- Deberá tener suficiente capacidad para dar respuesta a los problemas inmediatos.
- Será responsable de las comunicaciones entre sus subordinados y el resto de jefes de equipos, de los que puede necesitar ayuda.
- Debe conocer cuáles son los puntos débiles de la asistencia para reforzarlos.
- Las actuaciones que se lleven a cabo deben estar planificadas y temporizadas, para evitar retrasos.
- Debe estar en posesión de la mayor información posible, para poder procesarla adecuadamente.
- Establecerá un sistema de recogida de datos eficaz: número de víctimas, identificación de las mismas, personal que compone su equipo, responsables en cada área, material disponible, etc.

- Registrar en todo momento mediante informes y documentos oficiales las órdenes y las actividades que se están desarrollando.

 **Actividades**

9. Reflexionar sobre la autoridad del mando sanitario en tareas como la evacuación de las víctimas. Averiguar si sería una labor más propia de los agentes del orden (Policía o Guardia Civil), y razonar la respuesta.
10. Señalar qué podría ocurrir en una situación de catástrofe con un gran número de víctimas si cada persona que se vaya evacuando no consta en ningún registro.

 **Recuerde**

Las bases sobre las que se asienta la labor del mando sanitario son controlar los espacios de asistencia y establecer la cadena de mando sanitaria, dar ayuda médica en la zona afectada y procurar que la cadena de asistencia sea continua y no se interrumpa en ninguna fase (clasificación y triaje, tratamiento y evacuación).

## 6. Resumen

El mando es la autoridad y el poder que tiene un superior sobre sus súbditos. Mandar es ordenar al súbdito o imponer un precepto.

Existe una serie de procedimientos para mandar, los cuales se centran en una correcta coordinación de los equipos asistenciales presentes así como del conocimiento de la situación en todo momento.

La cadena de mando o jerarquía es la secuencia escalonada de personas (mandos) que van ejecutando las órdenes desde el rango inmediatamente superior a ellos. La persona al mando deberá respetar una serie de principios básicos, como no renunciar al mando, ro compartirlo, situarse como el jefe ante todos los subordinados, respetar la cadena de mando, no delegar el dar órdenes y tener responsabilidad y atribuciones.

Los factores humanos que se deben controlar en el mando son principalmente establecer un equilibrio entre firmeza y comprensión, teniendo el respeto de los subordinados en todo momento

La gestión continua de la autoridad se hará cerca de la zona de la catástrofe, desde el PMA o desde puestos de mando eventuales, respetándose la jerarquía. Se deben evitar los errores frecuentes en la gestión de la autoridad. El gabinete de crisis se forma de manera eventual integrando jefes especialistas en distintos campos para dar soluciones a la situación.

El mando sanitario será indispensable ya que en situaciones de catástrofes aparecerán numerosas víctimas y necesidades sanitarias.

## Ejercicios de repaso y autoevaluación

1. **¿Qué definición da la Real Academia Española de mando?**

   a. Imponer un precepto.
   b. Autoridad y poder que tiene el superior sobre sus súbditos.
   c. Encomendar o encargar algo.
   d. Manifestar la voluntad de que se haga algo.

2. **Señale si las frases son verdaderas o falsas:**

   a. Mandar es regir, gobernar, tener el mando sobre la autoridad.

   ☐ Verdadero
   ☐ Falso

   b. Las atribuciones son los poderes conferidos a las personas que ejercen el mando.

   ☐ Verdadero
   ☐ Falso

   c. La coordinación es una cualidad personal por la cual las personas tienen la capacidad de adelantarse a los demás a la hora de hacer una propuesta o llevar a cabo una acción.

   ☐ Verdadero
   ☐ Falso

3. **De las siguientes afirmaciones, diga cuál es la incorrecta con respecto al concepto de gestión de la autoridad.**

   a. La autoridad es el poder, la potestad, la legitimidad o la facultad para coordinar, que normalmente es ejercida por los militares.
   b. La autoridad exige de la obediencia de las personas que conforman el equipo.
   c. La autoridad delimita quién ejercerá el mando sobre el equipo.
   d. El mando es el que hace efectivas las órdenes de la autoridad.

4. ¿Cuál de las siguientes frases es una cualidad del mando?

    a. Conocimientos teóricos y prácticos.
    b. Generar sentimiento de equipo.
    c. Tener un gran sentido de la responsabilidad.
    d. Todas las opciones son correctas.

5. De las siguientes frases, ¿qué hecho está en consonancia con los principios básicos de la jerarquía de mando?

    a. Puede romper la cadena de mando.
    b. Delegará aquellas tareas que crea oportunas así como el dar órdenes.
    c. Puede ejercer el mando sin atribuciones pero con responsabilidad.
    d. No puede renunciar al mando en mitad de una misión.

6. En caso de que acuda una persona y se quiera cambiar la jerarquía de mando, ¿qué situación podrá provocar esta acción?

    a. Un protocolo de actuación.
    b. Una coordinación más eficaz.
    c. Una situación de desconcierto.
    d. Dará órdenes que también deben cumplirse.

7. Los datos determinantes que debe conocer la autoridad son:

    a. La naturaleza del suceso, la cantidad de víctimas, las características de las patologías, la extensión del terreno afectado, los recursos disponibles y el tiempo estimado de actuación.
    b. La naturaleza del suceso, la cantidad de víctimas, las características de las patologías, la extensión del terreno afectado y los recursos disponibles.
    c. La naturaleza del suceso, la cantidad de víctimas, la cantidad de casas e infraestructuras destruidas, las características de las patologías, la extensión del terreno afectado y los recursos disponibles.
    d. La naturaleza del suceso, la cantidad de víctimas, la extensión del terreno afectado, los recursos disponibles y el tiempo estimado de actuación.

8. **Aquellos sobre los que recae las responsabilidades relacionadas con la toma de decisiones, y ejercen una influencia o poder social definen a...**

    a. ... el jefe o mando superior.
    b. ... los cargos.
    c. ... el jefe de triaje.
    d. ... la jerarquía de mando.

9. **Indique si es verdadera o falsa la siguiente afirmación:**

En situaciones de catástrofe, la prensa y los propios damnificados se muestran cautos para con la información que se deriva de la situación, pidiendo una información básica y sin interesarse por las decisiones tomadas por las autoridades.

    ☐ Verdadero
    ☐ Falso

10. **Dentro de las infraestructuras de mando se integran una serie de instrumentos que son:**

    a. El puesto de mando.
    b. Cargos bien definidos, que no precisan uniformes para ser identificados.
    c. Protocolos solo de evacuación.
    d. Puestos de mando fijos, para mayor resistencia ante eventualidades.

11. **¿Qué funciones no se desarrollan desde el PMA?**

    a. Dirige la situación desde el lugar de la catástrofe.
    b. Establece los modos de evacuación.
    c. Acumula información y la da al gabinete de crisis para que la haga pública.
    d. Coordina a todos los jefes de los distintos equipos.

12. **Diga de las siguientes afirmaciones cuáles son verdaderas o falsas:**

    a. Existirá un jefe de transporte, encargado de llevar a las autoridades exclusivamente.

        ☐ Verdadero
        ☐ Falso

    b. La persona que manda en ocasiones se excede en sus funciones, volcándose en dar información y otras tareas secundarias.

        ☐ Verdadero
        ☐ Falso

    c. No es importante para el mando disponer de instrumental.

        ☐ Verdadero
        ☐ Falso

    d. El gabinete de crisis está formado por las autoridades políticas y el mando superior.

        ☐ Verdadero
        ☐ Falso

13. **Señale a qué hace referencia la siguiente definición: "Es un sistema sencillo y muy rápido de coordinación, que se basa en la disposición de los vehículos de cada mando".**

    a. Los puestos de mando avanzados.
    b. Los puestos de mando eventuales.
    c. Las estrellas de coordinación.
    d. Todas las opciones son correctas.

14. **¿Cuál de las siguientes frases es una responsabilidad general del mando sanitario?**

    a. Prever los riesgos a los que se verán expuestos los miembros de su equipo y poner medios para evitarlos.
    b. Formar parte del Puesto de Mando Avanzado.

c. Coordinar la actividad desarrollada en el puesto de mando específico sanitario.

d. Las opciones b y c son correctas.

15. **Diga si son verdaderas o falsas las siguientes frases con respecto a las responsabilidades específicas del mando sanitario.**

a. Determinará las zonas donde se ha de instalar el PMA.

☐ Verdadero
☐ Falso

b. Debe conocer las dimensiones de la situación y solicitar los apoyos necesarios para cubrir las necesidades.

☐ Verdadero
☐ Falso

c. Las actividades llevadas a cabo deberán ser fruto de la experiencia que tenga, ya que en estas situaciones no es posible planificar la actuación a llevar a cabo.

☐ Verdadero
☐ Falso

# Bibliografía

## Monografías

▌ALDUNATE, R. G, SCHMIDT, K. N. y HERRERA, O.: *Enabling communication in emergency reonse environments.* Sensors, 2012.

▌ÁLVAREZ Leiva, C. y MACÍAS Seda, J.: *Manual de procedimientos de gestión de crisis.* SEMCA (Sociedad Española de Medicina de Catástrofes). Madrid: Arán Ediciones, 2008.

▌ÁLVAREZ Leiva, C.: *Logística sanitaria en emergencias.* Madrid: Arán Ediciones, 2020.

▌ÁLVAREZ Leiva, C.: *Manual de atención a múltiples víctimas y catástrofes.* Madrid: Arán Ediciones, 2008.

▌ARCOS González, P. I., CASTRO Delgado, R., CUARTAS Álvarez, T., MARTÍNEZ Monzón, C., MONTERO Viñuales, E. y ROUX Carmona, F.: *La ayuda sanitaria en desastres.* Madrid: Fundación para la Cooperación y la Salud Internacional Carlos III, 2006.

▌BARROETA Urquiza, J. y BOADA Bravo, N. (Coor). *Los servicios de emergencia y urgencias médicas extrahospitalarias en España.* Alcobendas: Mensor, 2011.

▌BRAVO Escudero, E.: *El médico coordinador de urgencias y emergencias: su naturaleza jurídica, régimen de responsabilidad y aspectos bioéticos.* Tesis. Universidad de Granada, 2010.

▌ESTÉBANEZ, P., et al.: *Medicina Humanitaria.* Madrid: Díaz Santos, 2005.

▌ FERNÁNDEZ Otero, C. A.: *Logística Sanitaria en situaciones de atención a múltiples víctimas y catástrofes. Bases de la organización de los equipos de emergencias en las crisis.* Vigo: Ideas Propias Editorial, 2009.

▌ GARCÍA Gómez, A., RAMOS Torre, R. y CALLEJO Gallego, J.: *Riesgos y catástrofes: actitudes y conductas en la sociedad española.* Madrid: Ministerio del Interior. Centro de Investigaciones Sociológicas. Dirección General de Protección Civil y Emergencias, 2008.

▌ Junta de Andalucía. *Protocolo de actuación en situaciones de crisis de salud pública.* Sevilla: Junta de Andalucía, 2006.

▌ Ministerio de Sanidad y Política Social. *Atención a la urgencia extrahospitalaria.* Madrid: Instituto de Información Sanitaria, 2009.

▌ Proyecto Esfera (Comité Directivo para la Respuesta Humanitaria). *Carta Humanitaria y normas mínimas para la respuesta humanitaria.* Ginebra, 2011.

▌ Sociedad Española de Urgencias y Emergencias. *Urgencias sanitarias en España: situación actual y propuestas de mejora.* Granada: Escuela Andaluza de Salud Pública, 2003.

▌ TORRES, M. et al.: *Tratado de cuidados críticos y urgencias.* Madrid: Arán Ediciones, 2002.

▌ VALERO Valero, M., GARCÍA Renedo, M. y GIL Beltrán, J. M.: *Conceptualización y delimitación del término catástrofe.* Castellón: Universidad Jaume I, 2007.

## Legislación

▌ Ley 17/2015, de 9 de julio, del Sistema Nacional de Protección Civil.

▌ Real Decreto 524/2023, de 20 de junio, por el que se aprueba la Norma Básica de Protección Civil.

## Textos electrónicos, bases de datos y programas informáticos

❚ ACNUR en español, de: <http://www.acnur.es/>.

❚ BITRÁN Bitrán, D.: El impacto de los desastres naturales en el desarrollo económico, de: <www.eird.org/estrategias/pdf/spa/doc2194/doc2194-contenido.pdf>.

❚ Carta de las Naciones Unidas, de: <https://www.un.org/es/about-us/un-charter>.

❚ Cruz Roja española, de: <http://www.cruzroja.es/>.

❚ European Civil Protection. European Comisión Humanitarian Aid and Civil Protection, de: <https://civil-protection-humanitarian-aid.ec.europa.eu/what/civil-protection/eu-civil-protection-mechanism_es>.

❚ Instituto Geográfico Nacional. Servicio de Información Sísmica, de: <https://www.ign.es/web/sis-area-sismicidad>.

❚ Ministerio de Asuntos Exteriores, Unión Europea y Cooperación. Cooperación. Estrategia de acción humanitaria de la cooperación 2019-2026, de: <https://www.exteriores.gob.es/es/ServiciosAlCiudadano/Documents/Cooperacion/Planificacion/Planificacion-estrategica-sectores/Estrateg a-Accion-Humanitaria-2019-2026.pdf>.

❚ Ministerio de Ciencia, Innovación y Universidades. Fundación Española para la Ciencia y la Tecnología, de: <http://www.fecyt.es/>.

❚ Naciones Unidas, de: <http://www.un.org/es/>.

❚ Organización Mundial de la Salud, de: <http://www.who.int/es/>.

❚ Protección Civil. Ministerio de Interior, de <https //www.proteccioncivil.es/>.

❚ UNICEF, de: <http://www.unicef.es/>.

❚ *United Nations, Treaty Collection* (Colección de Tratados de las Naciones Unidas), de: <https://treaties.un.org/>.